医者が教える
サウナ
の教科書

ビジネスエリートはなぜ
脳と体をサウナでととのえるのか?

加藤容崇
慶應義塾大学医学部特任助教・
日本サウナ学会代表理事

ダイヤモンド社

医者が教えるサウナの教科書　ビジネスエリートはなぜ脳と体をサウナでととのえるのか？

はじめに

サウナは最強の「ビジネスエリート製造機」

今、日本では空前のサウナブームが起きています。

一昔前は、「サウナ＝おじさんの娯楽」というイメージがあったかもしれません。サウナで限界まで汗を出し、くたくたになる。そして風呂上がりにビールを飲む。そういう、どこか昭和なイメージがあったと思います。

しかし最近は様子が違います。2019年に放映されたサウナをテーマとしたドラマ『サ道』も大変盛り上がり、登場人物が「ととのった〜」とつぶやくシーンを見て、初めてサウナに興味を持った方も多いのではないでしょうか？

「サウナ×キャンプ」「サウナ×音楽」「サウナ×グルメ」など、楽しみ方の幅が拡《ひろ》がり、**芸能人やアスリートなど、著名な方々にもサウナ好きを公言する人が増えました。**

中でも、サウナのイメージを変えることに大きく寄与したのは、ビジネスエリートと呼ばれる方々ではないでしょうか。いわゆる「仕事ができる人」にはサウナ好きが多く、「サウナ＝スマート」な印象が強まったように思います。

ビジネスエリートにはサウナ好きが多い

一番有名なのは、ヤフーのＣＥＯ・川邊健太郎氏かもしれません。彼は館山にプライベートサウナ（プライベートビーチ）を持っていて、自身のリセットとネットワーキングを行っているそうです。

TABI LABO（２０１９年8月に社名を変更し、現在はNEW STANDARD）のＣＥＯ・久志尚太郎氏もサウナー（サウナ愛好者）で、会社では福利厚生でサウナを導入し、社員は会社の一部負担でサウナに入れるそうです。

お二人は著名な経営者ですが、私が知っている、もっと身近な存在の「仕事ができる人」にもサウナ好きがたくさんいます。

たとえば、Ｐ58にも登場するコクヨの川田直樹さんと、Ｐ103に登場する札幌新陽高校の荒井優《ゆたか》校長。

川田さんは、一級建築士の資格を持つ社長秘書で、サウナ好きが高じて社内でサウナ部を発足。コワーキングスペースをサウナ（スカイスパＹＯＫＯＨＡＭＡ）に作って、会社のミーティングをサウナで行ったりしています。企業サウナブームの礎を作った方だと言えるでしょう。

荒井さんは、元々はソフトバンクで孫正義氏の右腕だった方。福島復興支援のトップを務めた後、現職に就き、革新的な教育カリキュラムを次々と打ち立てています。

ほかにも、外資系証券のカリスマ営業マンや、有名企業の取締役を務める女性サウナーなど、仕事ができる人たちは、こぞってサウナに通っています。

しかし、こうも考えられないでしょうか。

「仕事ができる人はサウナが好き」

ではなく、

「サウナが好きだから、仕事ができる」

はっきりとした因果関係はわかりませんが、相関関係があるのはたしかです。なぜなら、**サウナがビジネスのパフォーマンスを上げる医学的根拠が、次々と明らかになっているか**らです。

つまり、サウナを活用すれば、誰でも「仕事ができる人」になれる可能性があるということです。

「ととのう」時には脳の中で何が起こっているのか？

現在は、「サウナドクター」と呼ばれることすらある私ですが、元々サウナ好きというわけではありませんでした。

実は、サウナには正しい入り方というものがあり、「サウナ↓水風呂↓外気浴」がワンセットです。「サウナで汗をかいて終わり」ではありません。

しかし、以前の私は正しい知識がなかったため、ちょっと汗をかいたら出て、シャワーで汗を流して終わり。水風呂なんて拷問だと思っていましたし、外気浴にいたっては発想すらしませんでした。つまり、サウナには、銭湯のついでになんとなく入っていただけなのです。

転機が訪れたのは、2018年の秋のことです。知り合いの医師から「医学の専門家として、サウナに関するラジオ番組でコメントをしてほしい」とお願いされました。私はサウナに関しては初心者でしたが、体のメカニズムに詳しいので白羽の矢が立ったようです。

収録には、形成外科医でサウナーの塩谷隆太さんと、様々なイベントのプロデューサーであり、サウナ師匠と呼ばれている秋山大輔さんがいらっしゃいました。

しかし、彼らの話す言葉は当時の私には理解不能。「サウナーたちが〜」「ロウリュが〜」「ととのう」など、聞き覚えのない言葉が熱く交わされていて、正直、「この人たち、大丈夫かな？」と思うほどでした。

けれども、サウナの入り方や効用について色々と見解を求められた時に、「多分、それは医学的にはこうですね」と、次々と答えられたのです。それで、「サウナって面白いな。意外と理にかなっているのかもしれないな」と思いました。

とはいえ、まだ少し怪しんでいました。だから、収録後にふと言ってしまったのです。「サウナって、本当にそんなにいいんですか？　ラジオだから少し演出したのですか？」と。すると、行けばわかるということで、秋山さんに半ば強引にサウナに連れて行かれました。

場所は、東京・笹塚のマルシンスパ。マルシンスパは電車の音が聞こえるほど駅に近く、ビルの10階にある外気浴が特徴で、「天空のアジト」と呼ばれています。そこでは、秋山大輔さんのほかに、ラジオではご一緒できなかったととのえ親方と呼ばれている松尾大さんというサウナーの方も合流しました。

そして、いよいよサウナーたちのレクチャーを受けながら、実際にサウナに入ると……。明らかに違うのです。**今まで自己流で入っていたサウナとは、体の反応が違うんです。**ガタンゴトンという電車の音を聴きながら、夕暮れ時に大都会を眺めて外気浴。脳と体の深い部分が、スッキリするような感覚があり、これが「ととのう」ということなのかと初めて体感しました。だから率直に「これ、脳科学的に何か起こっているかもしれません。真面目に研究してみませんか？　こういう伝統的な習慣を最新鋭の科学で解析してみたら面白いと思いますよ」と言ったところ、彼らも医学的エビデンスの必要性を感じていたようで意気投合。

こうして、私のサウナーとしての活動と、医師としてのサウナ研究が始まったのです。

サウナなら、即パフォーマンスが上がる

それ以来、約1年間で延べ300回以上サウナに入ってきました。被験者を集めたり、時には自分の体でデータを取ったり、海外の論文を読みあさったりしながら、サウナに関する情報を収集したところ、非常に興味深い事実が次々と明らかになりました。

まず、サウナに入ると、「集中力アップ」「アイディアを発想しやすくなる」「睡眠をコ

ントロールできる」など、ビジネスに効く一石八鳥のメリットがあるということ。しかも、非常に即効性が高い。

さらに、長期的にも「免疫力アップ」「うつ病予防」「認知症のリスクが低減する」など、ビジネスパーソンとして上昇していくために欠かせない、数々の健康メリットを期待できることがわかったのです。

このようにサウナには素晴らしい効果があるにもかかわらず、医学に裏打ちされた効用は、まだほとんど知られていないのが現状です。また、まるで我慢大会のように危険なサウナの入り方をしている人もいます。

そこで、医師であり、そしてサウナーでもある私が、サウナの効用を医学的に紐解《ひもと》き、多くの方に、楽しく安全に、そして仕事のパフォーマンスを上げるべくサウナを活用していただくために著したのが本書です。サウナ初心者の方から熟練のサウナーまで満足していただけると確信しています。

本書の情報を元に、自分にとって最高の入り方を創り上げていただければと思います。

目次

第2章

最強効果を出す、医学的に正しいサウナの入り方

第3章 ここまでわかったサウナの科学

第4章

目的別・こんな時にはこの入り方

第5章 日常生活へのサウナの取り入れ方

第6章 サウナドクターに聞くQ＆A

第1章

なぜサウナで仕事のパフォーマンスが上がるのか

01

「仕事ができる人」とは、結局、心身を「ととのえる」のがうまい人

私がサウナをおすすめする最大の理由。それは、サウナが、すべての健康法の中で、**最も効率的に、そして瞬時に、脳と体を「ととのえる」＝「コンディショニングする」ことができるから**です。

□布団に入っても仕事のことが気になって寝付けない
□提出日が近いのに、企画書のアイディアが浮かばない
□脳が重たい感じがして、集中力が持続しない
□忙しすぎて、ちょっとしたことでイライラする
□ぼーっとしているはずなのに、考えごとが止まらない
□食後、眠くなってしまいパフォーマンスが低下する

これらは、ビジネスパーソンであれば、誰もが思いあたることだと思います。

仕事量が多く、精神的なストレスが大きいことに加え、会食や飲み会などの肉体的負担も大きい。そんな、心身ともにクタクタの状態であるにもかかわらず、次から次に難局が襲ってくる。

脳をオフに切り替えようと思っても、「A社にメールを送らなければ」「朝イチでB社に見積もりを出そう」「あ、経費を出し忘れてた」「このCM、C社の企画に応用できるかもしれない」……など、ぼーっとしている時ほど、むしろ様々な考えが浮かんでしまい、脳の疲れが取れないと感じているかもしれません。

多忙なビジネスパーソンは、脳を〝オフる〟のが苦手

後ほど詳しく説明しますが、実は、ぼーっとしていても色々考えてしまうことが、脳の7〜8割のエネルギーを消費していると言われています。スマホにたとえると、裏で余計なアプリが動いていて、電池がどんどん減っていくようなイメージです。

つまり、ぼーっとしている時、すなわち休息すべき時にも脳が働いてしまうことが脳疲労の原因であり、仕事のパフォーマンスを低下させる元凶なのです。

したがって、時には、強制的に脳を〝オフる〟ことが大事。そして、容量がいっぱいになった脳を空っぽにして、動作環境をととのえるのです。そうやって、心身を上手にコンディショニングできる人こそが、「ハイパフォーマー」になり得るのだと思います。

仕事ができる人には仕事が集まってくるため、より一層忙しくなるという側面があります。やることはどんどん増え、大きなプレッシャーを抱えながらも、確実に結果を出し続けなければならない。そのために必要なのは、短時間で効率よく心身をコンディショニングし、パフォーマンスを最大限発揮できる状態に「ととのえる」ことです。

しかし、それは、言うほど簡単ではありません。

ここ数年、**脳や体のコンディショニング方法として、「瞑想」や「マインドフルネス」が注目される**ことが増えました。これらは、アップル創業者のスティーブ・ジョブズ、セールスフォースCEOのマーク・ベニオフといった名だたる経営者や、グーグル、インテル、米国防総省、米農務省なども研修として取り入れているポピュラーな方法です。特にジョブズは、大学生の頃から禅と接し、日本の寺で修行したいと言っていたほど熱心に学んでいたそうです。

しかし、逆に言うと、あのジョブズですら、何年も修行をしないと習得できないほど奥が深いものだということです。実際、瞑想やマインドフルネスはトレーニングが必須であり、習熟度によっても効果が異なることが報告されています。※1　しかも、セミナーなどは1回の価格も高額です。

読者の中にも、マインドフルネスや瞑想を試したけれども、やり方がよくわからない、効果がいまいち感じられない……と思っている人も多いかもしれません。

サウナなら、誰でも自動的に心身をととのえられる

その点、サウナはどうでしょう。

サウナは、ただ入るだけでOK。だから、努力不要。才能不要。価格も庶民的。何も意識せずに、ただサウナを楽しむだけで、自動的に心身をコンディショニングできるのです。

これなら、誰にでもできるのではないでしょうか。

なぜ、サウナに入るだけで自動的に心身が「ととのう」のか。そしてその結果、ビジネスのパフォーマンスを上げることにつながるのか。その理由をこれから、解き明かしていきたいと思います。

02

なぜサウナに入ると自動的に「ととのう」のか

サウナに入ると、どうして自動的に心身がコンディショニングされるのでしょうか。

医学的なメカニズムは後ほど詳しく説明しますが、**ごく簡単に言えば、サウナは人体にとって「非日常的な危機的状況」だから**です。

サウナに入ると、熱くて、色々なことを考える余裕がありません。サウナは100度近い超高温であり、世界で一番暑い場所です。人体にとっては、いつもとはまったく違う危機的な環境です。そのため、人体は、サウナの環境に対応できるように集中し、余計なことを考えなくなります。少し哲学的な表現になりますが、内側の自分の感覚に集中し、野生が目覚めてくるイメージです。

そして、次は水風呂です。

極限まで熱せられた体が、今度は冷水につけられます。当然、体は驚きます。そして、人体は再び生命の危機を感じます。先ほどまでは極度に熱かった。でも、今度は極度に冷たい。**体内では、自律神経、心拍、血圧、血流量、脳内ホルモンなどをコントロールし、持てるすべての力を総動員して、環境に適応しようとします。**

さらに、ポイントとなるのがその後に行う外気浴です。

外気浴を行うことによって、ようやく生命の危機を脱したと判断した人体は、急速に「ととのって」いきます。エネルギーの浪費が止まり、動作が軽くなった脳が、サクサクと動き始めるようになるのです。

肉体も軽やかです。血流が増加したことで、腰痛や肩こりが和らぎます。

こうして「ととのう」ことによって、１００％、もしくはそれ以上のパフォーマンスを発揮できる状態に心身をコンディショニングすることができます。

「サウナに入る」と言うと、「サウナ室に入る」とイコールだと思っている方が多いかもしれませんが、そうではありません。

「サウナ室→水風呂→外気浴」で、体内にめまぐるしい変化を起こすことこそが、「ととのう」カギとなるのです。

03 「ととのう」とビジネスに一石八鳥の効果がある

「ととのう」というのはサウナー用語の一つで、「サウナ後の心身ともに非常に調子がいいと感じられる状態」を言います。ドラマ『サ道』で登場人物が「ととのった〜」という瞬間に万華鏡のような効果が画面に現れるため、「ととのう」とあのキラキラが見えるのかと思っている人もいますが、そんなことはありません。しかし、多少のトリップ感があるのは事実です。

その感覚は人によって表現方法も違いますが、私自身は、ととのいイス（外気浴をする時に座るイス）に座って目を瞑《つむ》り、頭がスッキリしたと実感できた時に、「ととのった」と感じます。独特の浮遊感と、体の輪郭があいまいになるような感覚もあります。

リラックスはしているけれど、眠いわけではなく、むしろ清明に意識は晴れています。そしてサウナに入る前は気づかなかった匂いや、換気扇の音、着替えのときのTシャツの肌触りなど、通常は気づかないことに敏感になります。今回登場してもらったビジネスエリート・サウナーの方たちも、ととのった時の感覚として「究極の多幸感、ふわ〜とした浮遊感とずーんとした没入感の同居」（コクヨ取締役室川田直樹さん）、「脳が雲のようにふわふわ浮かんでいる感じ」（北海道ホテル社長林克彦さん）など、独特の浮遊感を上げる人は多いです。

実は、このサウナ直後の多幸感は副交感神経が活性化しているのに血中にアドレナリンがあるという稀有な状態で、〝真正〟ととのいタイムは水風呂から出て約2〜3分間しかありません（P98参照）。

しかし、この直後の2〜3分間が過ぎても、脳がスッキリし、体が軽くなりリセットされた感じは続きます。「ととのう」と非常に調子がよくなるため、自分がスーパーマンになったように感じられるという人もいますが、むしろ、その人が持っていた本来の能力が復活したと考えたほうがいいでしょう。つまり、「サウナでととのう」とは、直後のトリップ感だけを言うのではなく、サウナに入ることによって、心身が自動的にコンディショニングされ、その人本来の能力が復活する感覚をとらえた言葉だと思います。

心身をサウナでととのえることは、ビジネスパーソンにとっては、少なくとも「一石八鳥」くらいの効果があると私は思っています。これからその具体的効果について医学的に解説していきましょう。

04 効果① 脳疲労が取れて頭がスッキリする

サウナでしか得られない一番の効果は何かと聞かれれば、私は「脳疲労が取れること」だと答えます。実は、脳疲労の原因は、ぼーっとしている時にも色々と考えてしまうことによって、脳の70～80％のエネルギーが奪われることにあります。しかもこれは脳が自動的に考え始めてしまうので、意思の力ではどうにもなりません。

逆に、ぼーっとしていない時、たとえば、企画書を書いたり、プレゼンをしたりして、脳を能動的に使用している時でも、脳のエネルギー消費量は実は、5％しかアップしません。

何か意味のある作業を行っても、脳のエネルギー消費量はたったの5％程度しか上昇しないのですから、ぼーっとしている時のエネルギーの消費量がいかに膨大かわかると思います。それと同時に、どうにかして、その消費を抑えたいと思うことでしょう。

そのカギを握るのが、「DMN（デフォルト・モード・ネットワーク）」と「CEN（セントラル・エグゼクティブ・ネットワーク）」です。

DMNは、ぼーっとしている時、すなわち、脳が意識的に活動していない時に働いてしまう脳回路です。意識的に活動していないとはいえ、多忙なビジネスパーソンは常に複数の仕事を抱えているため、懸念事項が頭の中を駆け巡っています。

また、ぼーっとしている時というのは、基本的には何もしていないので、外からの情報に敏感になる必要がありません。そのため、心は内を向き、外からの情報を受け流します。テレビを見ている時に、最初はちゃんと見ていたけれども、次第にホワイトノイズのようになって頭に入ってこなくなるようなイメージです。これがひどくなると、統合失調症やうつ病、不安障害、ADHD（注意欠陥多動性障害）、アルツハイマー病など多くの疾患につながる恐れがあります。[※2] こうして、内側で思考が次々と湧き上がることによってDMNが動き続け、脳はどんどん疲れていきます。

一方、**CENは、集中して仕事を行っている時に活性化する脳回路**のことです。CENが活性化している場合は、眠気や空腹など、自分の内なる情報を遮断して、外のタスクに集中することができます。つまり、企画書を書く、クライアントと打ち合わせをする、プレゼンを行うなど、目の前の仕事に没頭できるということです。

脳疲労を取るカギは「DMN」の消費量を減らすこと

DMNとCENは同時に活性化することはなく、一方が活性化するともう一方は不活性化するという、シーソーのような関係にあります。

けれども、CENのエネルギー消費量が5%程度であるのに対して、DMNは70〜80%にも及びます。これはまるで、大人と子供がシーソーに乗るようなものです。

そのため、外のタスクに集中しようと思って、子供のように小さなCENが勢いよくシーソーに乗ったとしても、もう一方のDMNが大きすぎるため、なかなかシーソーが傾きません。なんとかCENに傾いたとしても、その状態は長くは続かず、すぐにDMNに切り替わってしまいます。

したがって、**脳が最大限のパフォーマンスを発揮できるようにするためには、DMNの消費量を減らすことが非常に大切です。**そして、サウナに入ると強制的に思考を停止させられるため、DMNの消費量が減ります。それにより、「脳がスッキリする」「脳疲労を防げる」「集中のスイッチに切り替わりやすくなる」「集中に切り替わった状態が持続しやすくなる」等のメリットを得ることができるのです。

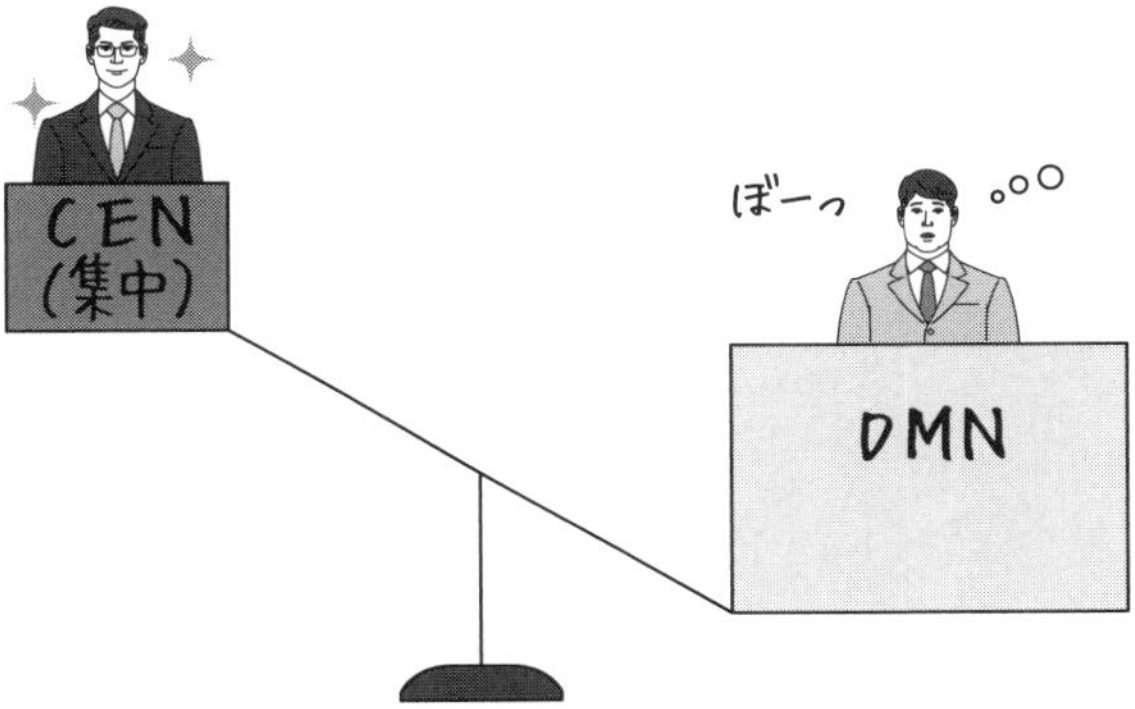

×「集中」に切り替わりにくい
×「脳疲労」が進む

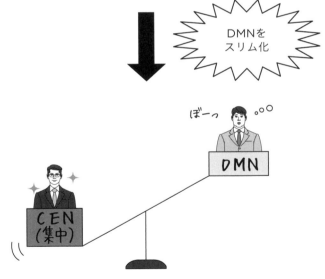

◎「集中」に切り替わりやすく、持続もしやすい
◎「脳疲労」が軽減して頭がスッキリする

05

効果②
決断力と集中力がアップする

次から次へと急ぎの案件が舞い込むビジネスパーソンには、スピーディな意思決定が求められます。また、それを支える集中力も必要でしょう。そこで、私が行った興味深い研究結果を紹介します。

サウナに入る前と後の脳について、20名を対象に、MEGを用いて測定を行いました。MEGというのは、脳内にわずかに発生する磁場変化を捉える機器で、簡単に言うと「脳の働き」を調べるものです。脳の様子を調べる機器としてはfMRI（ファンクショナルMRI）が有名かもしれません。しかし、これは血流を測定するものなので、電気的活動がメインの脳の機能を直接見るわけではありません。それに対してMEGは、防磁室の中に入って、200以上のセンサーを用いて頭部全体の電気的活動の結果生じる磁力を計測して、脳のどの部分が、いつ、どの程度の強さで働いたのかを高精度に測定することができます。

そして、そのＭＥＧを用いて検査を行ったところ、驚くべきことが判明しました。

サウナに入った後は、被験者全員のα波が「正常化」していたのです。

サウナに入るとα《アルファ》波が正常化する

α波というのは、リラックスしている時に出る脳波のため、「出れば出るほどいい！」と思いがちですが、実はそうではありません。大切なのは「正常なα波」を出すことです。

そもそも、脳波というものは、周波数（1秒間に繰り返した波の数）によって分類されており、Hz（ヘルツ）という単位で表されます。そして、α波は8〜13Hzに属するもののことを言います。しかしながら、「8Hzならα波だからいいんだ」「13Hzならいいんだ」というわけではありません。

たしかに、どちらもα波の範囲内ではありますが、本来、正常なα波の平均値というのは、10Hzくらいです。だから、10から外れすぎてはダメなのです。8に行ってもダメだし、13に行ってもダメ。認知症の人はこの周波数が10Hzよりも低下します。

また、振幅（周波数が波の数であるのに対して、振幅は波の高さ）が、適切な範囲内であることが、脳にとって最もよいこともわかっています。

そして、**今回の研究によって、サウナに入った後はα波が正常化する、すなわち、周波数も振幅も、適切な範囲内に正されることがわかった**のです。

ワーキングメモリーが向上し、仕事が速くなる

α波が正常化すると、認知機能（ワーキングメモリー）や集中力の向上につながることが報告されています。[※3]

ワーキングメモリーというのは、情報を一定期間保持し、同時に処理する能力のことで、作業机にたとえられることがよくあります。ワーキングメモリーの容量が大きい＝作業机が広いということです。仕事をする時に、デスクは広いほうが作業をしやすいと思います。狭いデスクだと、必要なものをすべて並べておくことができないため、いちいち引き出しから出し入れしなくてはいけません。その分、時間がかかるので非効率的です。

反対に、デスクが広ければ、必要なものやコトを並べておけるため、ぱっと見て状況をつかめます。何から着手すればいいかという優先順位をつけやすいので、決断力も上がります。α波を正常化することで、ここぞという時に集中したり、意思決定をスピーディにできるようになることは、仕事のパフォーマンスを上げる大きな武器になることでしょう。

06 効果③ アイディアやひらめきが舞い降りる

脳をオフにできず、常に70〜80％のエネルギーが消費されていると、いわゆる「煮詰まった」状態になります。

□明日のプレゼンの資料を準備するために、ずっとパソコンと向き合っているけれど、いい切り口が浮かばない
□クライアントに提案するイベントの目玉企画が思いつかない
□新商品のアイディアをいくつ考えても、ありきたりのものしか浮かばない

このように、一度煮詰まってしまうと、考えれば考えるほど頭の中がぐしゃぐしゃになり、時間だけが過ぎていくということになりかねません。

こういう時こそ、サウナの出番です。**なぜなら、サウナにはアイディアをひらめきやす**

くする効果もあるからです。

入浴とは異なる、サウナならではの脳波が現れる

先ほどのMEGを用いた研究によると、サウナに入った後は、右側頭頂葉の一部にβ《ベータ》波が増加することがわかりました。

頭頂葉というのは、一般的に感覚や認識、情報の分析を司《つかさど》る領域で、右側は、音楽や空間把握、発想などを主な役割としています。※4 対して左側は、論理的な思考や計算、言語的なものなどを司っています。なお、今回の実験では右利きの人しかいなかったため、右利きの人を前提に話します。左利きの人の場合は左右が反対になります。

β波というのは、14〜30 Hzの脳波のことを言います。α波が穏やかな波だとすると、β波はもう少し荒い波のイメージです。つまり、β波が増加するということは、その部分が少し波立っているということ。ちょっとした緊張状態にあり、活動していることを表します。

そのため、何もしていない、すなわちリラックスしている時というのは、本来、α波が増えβ波は減ります。たとえば、入浴後はリラックス状態にあるため、β波は下がります。

ところが、今回の研究では右側頭頂葉の一部の領域でβ波が増加していました。測定を

行ったのは、サウナから出て安静にしていた時なので、β波は減少していてもよさそうなのに、実際は増えていました。これは、入浴とサウナでは、脳が受ける影響は異なるという証でもあります。

さらに、**β波が右側の頭頂葉に増加したということは、感覚を司る領域が活動しているということ。**つまり、サウナに入ると、アイディアが浮かびやすい状態になると言えるのです。

脳を上から見た図

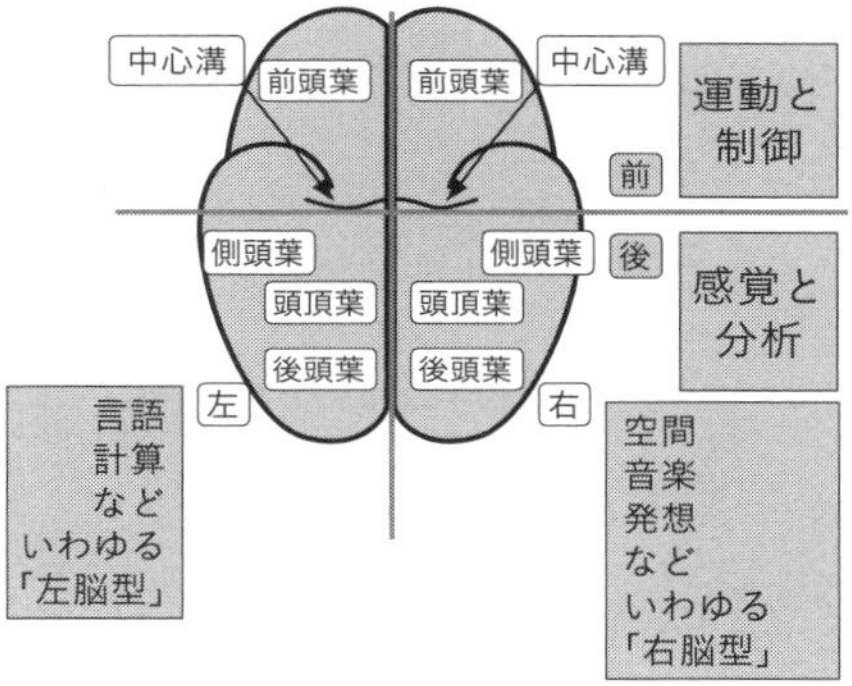

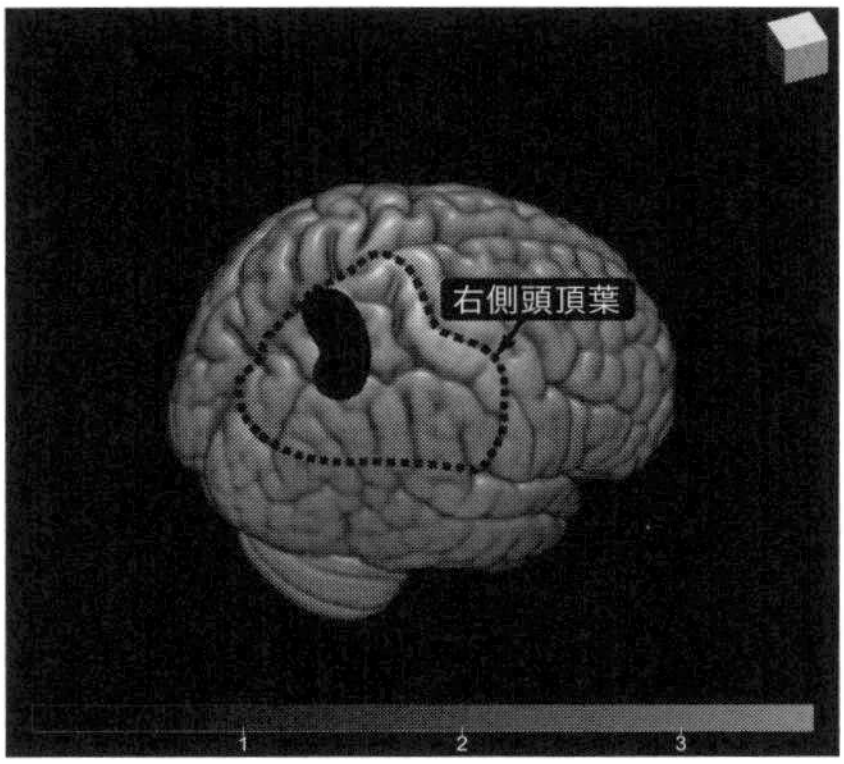

黒い部分が平常時に比べて変化していた

07 効果④ 感情的にならなくなる

思わず感情的になってしまい、後悔した経験がある人は多いと思います。不用意な言動は周囲との関係性を悪化させることになるので、仕事の効率を下げることにつながります。仕事をうまく回し、パフォーマンスを発揮するためには、感情のコントロールも巧みに行う必要があるでしょう。

実は、サウナに入ると、感情をコントロールしやすくなるというメリットもあります。イライラしていた気持ちが穏やかになったり、責任のある仕事を任されてナーバスになっていた心が落ち着いたり、ネガティブな感情が払しょくされたり。平和な気持ちになるというか、いつもの自分に戻るようなイメージです。

これは、α波が正常化し、リラックス効果が高まることに加え、自律神経がリセットされることも関係していると考えられます。

自律神経が鍛えられてメンタルが安定する

自律神経というのは、血流や臓器の働きを司っている人体の生体維持システムのようなものです。たとえば、暑い時に汗をかいて体温を調節したり、血管を拡張・収縮して血流をコントロールしたりしています。

自律神経は交感神経と副交感神経に分かれていて、基本的には相反する働きを担《にな》いながらバランスをとりあっています。交感神経は車にたとえるとアクセルのようなもので、心身を興奮状態にする働きがあります。

いっぽう、副交感神経はブレーキのようなもので、心身をリラックスさせる働きがあります。多忙なビジネスパーソンは、ストレスが多いため交感神経が優位な状態であることが多く、バランスが乱れがちです。

しかし、**サウナに入って人体を危機的な状況に置くと、人体の生体維持システムである自律神経が刺激され、鍛えられていきます**。それによって、日常生活においても交感神経、副交感神経の切り替えがスムーズに行われるようになり、体調が改善し、結果としてメンタルが安定しやすくなります。

08

効果⑤ 75%が改善を実感！
睡眠をコントロールできるようになる

□布団に入っても仕事のことが頭をよぎって寝つけない
□夜中に何度も目が覚めて疲れが取れない
□毎日帰宅が遅く、どうしても睡眠時間が削られてしまう
□日中、眠気におそわれる

睡眠不足は、多くのビジネスパーソンを悩ませる大きな問題です。しかし、一概に睡眠不足と言っても、寝つきが悪い、眠りが浅い、睡眠時間が短い、眠くなるタイミングがずれるなど様々です。どうすれば、睡眠をコントロールできるようになるのでしょうか。

その答えも、サウナにあります。

サウナに入ると、短時間で深い睡眠を得られるようになることに加え、日中の眠気も防げるという驚くべき研究結果があるのです。

まず紹介するのは、サウナに入ると、75％の人に睡眠の改善が得られるという研究結果についてです。[※5] これは、2019年に報告された最新のトピックスですが、なぜそのような効果が得られるのかという医学的なメカニズムはまだ解明されていません。

しかし、私は「脳が勘違いするから」ではないかと考えています。

サウナや水風呂に入ると、汗を大量にかいたり、毛穴が引き締められたりすることで、体温調節がめまぐるしく行われます。そして外気浴で一息ついたと思ったら、2セット目に突入。これはまるで、猛ダッシュ→アイシング→インターバルという、過酷なシャトルランのようです。

もちろん、実際に筋肉を使うわけではないので疲労物質は溜まりませんが、脳が勘違いするのかもしれません。「この肉体は、ものすごく疲れた」と。

判断する中枢に誤解させるだけの肉体的事実が、サウナに入ることで積み重ねられていく。だから、サウナに入ると、体を休めなさいというシグナルが出て、たっぷり運動した時のように熟睡できるのではないでしょうか。

また、サウナならではの体温変化も影響しているように思います。

そもそも、どうして人間は横たわると眠くなるか知っていますか？

実は、横になることによって、DPG(distal-proximal skin temperature gradient)という睡眠のスイッチが入るからなのです。

DPGが縮小すると眠くなる

DPGというのは、体の中心部の深部体温と、手足の先などの末梢体温の差のことです。**末梢体温が深部体温よりも高くなり、しかもその差が小さいほど人は眠くなるという報告が、1999年に世界的科学雑誌『Nature』に掲載されました。**

横たわって体を水平にすると、重力のために戻りにくくなっていた末梢の血液が体の中心に戻り深部の熱を奪って末梢に移ります。体の中心から末梢に熱が移動するため、深部体温が低下し、末梢の温度は上がり、やがて下がります。するとDPGが縮小し眠くなります。

サウナに入ると、実はこれと同じことが起こります。

サウナ室は100度近い高温なので、体の中心まで温めることができます。そして、サウナ室を出ると中心部の温度は少しずつ下がっていきます。しかし、外気浴によって副交感神経が活性化し末梢の血流が増加して、通常は冷たい末梢が温まり、手足の先端はぽかぽかした状態が続きます。

一方、サウナによって上がった中心部の体温は末梢に熱を奪われていくため徐々に低下します。

つまり、「中心部は下がり、末梢は温かい」ということを強制的に模倣しているのではないかと考えられるのです。末梢の温度がやがて下がることによりＤＰＧが縮小し、睡眠のスイッチが入るのかもしれません。しかし、これは推察に過ぎませんし、これまでの研究では睡眠の質に言及するような詳しい調査やメカニズムは報告されていませんでした。

そこで、私自身が被験者となり、サウナに入っても壊れない活動計（Garmin vivosport）をつけて、「サウナに入った日」「入らなかった日」で睡眠の状態を比較しました。

その結果、サウナに入った日は深い睡眠の時間が約2倍になることがわかったのです。

深い睡眠の時間が約２倍に！

調査は、私の平均睡眠時間である5時間程度の日を比較対象とし、それぞれ5日間ずつ計測しました。

すると、サウナに入った日は入らなかった日に比べて、平均1・5倍、脳や体の疲労を回復させる深い睡眠が延長しました。しかも、それぞれのある一日を詳しく見ると、サウナに入らなかった日は最初に訪れる深い睡眠の時間が49分だったのに対し、入った日は94分に。なんと、約2倍に延長したのです。

それではここでクイズです。

次のページにある、ある一日の睡眠状態を解析したグラフを見てください。サウナに入った日は、深い睡眠が約2倍に延びているのがわかると思います。

もし、サウナに入らなかった日にも、同様に深い睡眠を2倍に延ばすためには、どれくらい睡眠時間を増やせばいいと思いますか？

「睡眠時間を2倍にする」と答えた人は不正解です。次のページのグラフを見て、もう一度考えてみてください。後半は、深い眠りが出現していませんよね？

正解は、「何時間寝ても得られない」です。

「ずるい！」と思われたかもしれませんが、グラフを見てわかるように、後半は深い睡眠を得られません。つまり、睡眠時間を増やしても、だらだらと浅い睡眠の時間が延びるだけで時間の無駄。**サウナに入れば、寝入りの段階で深い睡眠を長く得られるので、短時間の睡眠で十分**だということです。

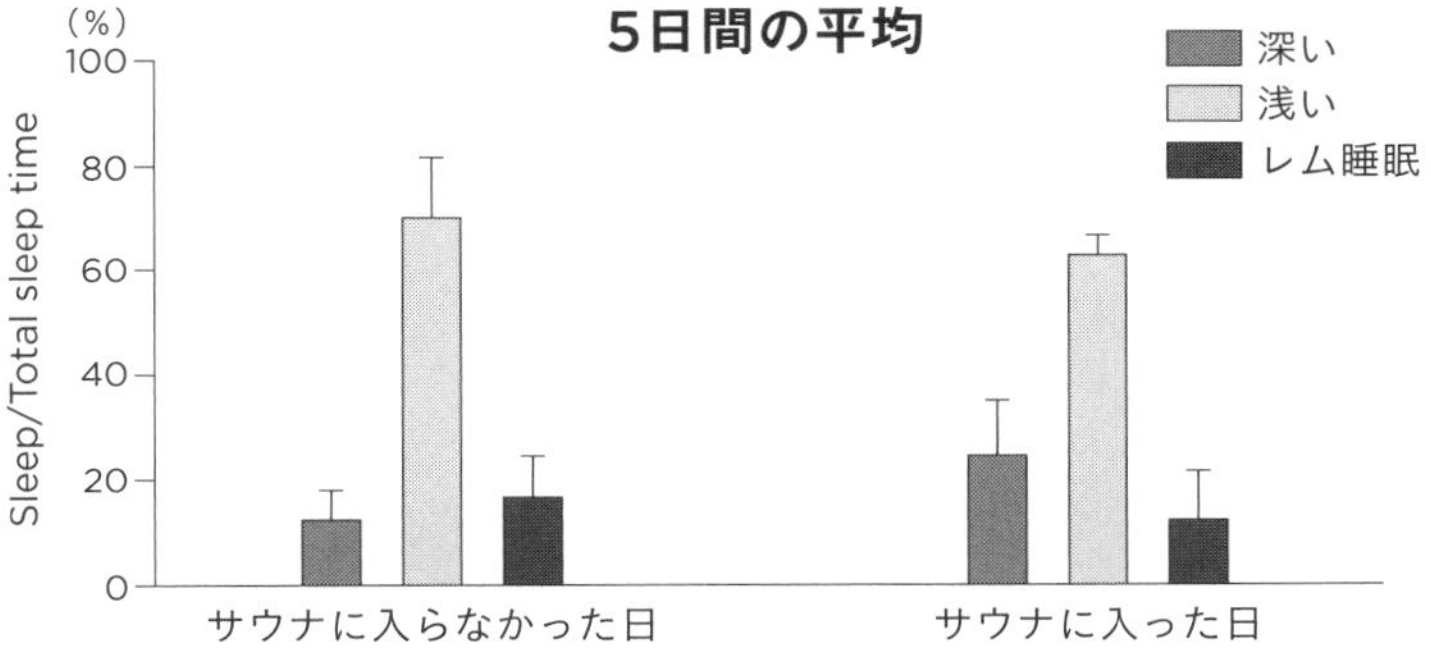

1日の睡眠状態を解析したグラフ

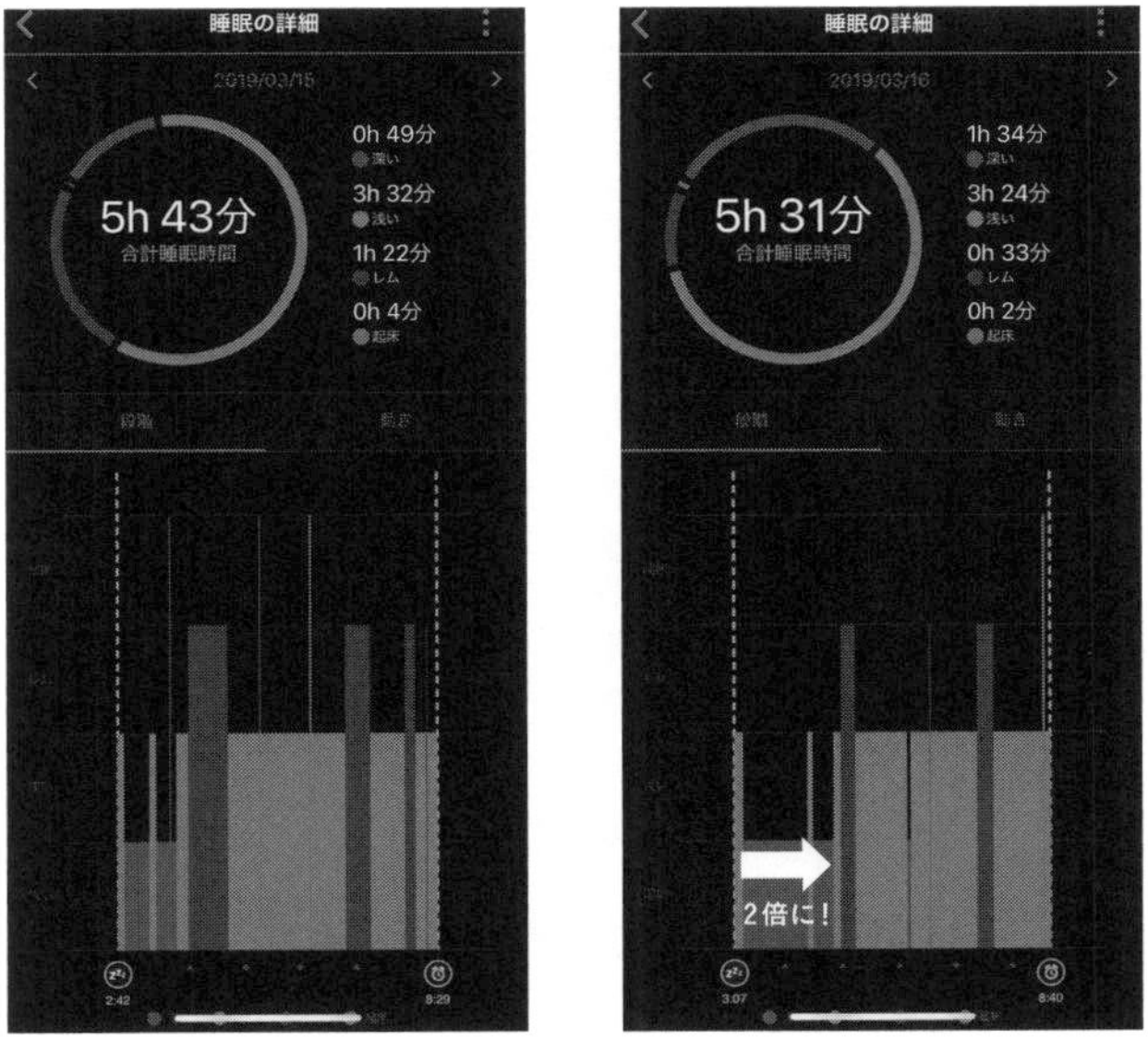

サウナに入らなかった日　　サウナに入った日

＊睡眠には眠っている時にも眼球が動くレム睡眠と、動かないノンレム睡眠があり、ノンレム睡眠が「深い」と「浅い」に分けられる。

昼食後の「うとうと」にも効く！

昼食後に眠くなる、何をしていても眠いなど、日中に眠気に襲われる人もいるでしょう。そんな人は、もしかすると血糖値が高いのかもしれません。

本来、食事をすることで体内に入った糖質は、腸で分解されてブドウ糖として吸収されていきます。このとき、すい臓から分泌されるインスリンというホルモンが、その吸収をサポートします。

ところが、糖尿病や糖尿病予備軍の人は、インスリンの感受性（効き目）が下がってしまっているため、高血糖の状態が続きます。人間の体は、血糖値が高くなると眠くなるようにできているため、眠気に襲われてしまうのです。

けれども、実はサウナには、そんな眠気を吹き飛ばす効果も期待できます。**サウナに入ると、「ＨＳＰ（ヒート・ショック・プロテイン）70」という物質が出るからです。**

ＨＳＰというのは、熱による刺激が加わると活性化される特殊なたんぱく質のことで、紫外線や活性酸素などによってダメージを受けたたんぱく質を、「直せば使える」「もう使えない」などと見極めて処理をし、細胞を修復する働きをしています。

ＨＳＰ70は、数あるヒート・ショック・プロテインの中でも特に抗酸化力が強いもので、インスリンの感受性を上げることが報告されています。[※6]それが、サウナに入ると出るのです。したがって、血糖値が高い人や、食後に極端に眠たくなる人などには、サウナが有効だと言えるでしょう。

眠い時にシャキッとする

また、サウナに入ると脳のδ《デルタ》波が低下することも、ＭＥＧを用いた研究で判明しています。**δ波は意識レベルが低下した時に増加するものなので、それが低下するということは、覚醒度が上がるということ。**つまり、サウナに入ると覚醒度が上がり、頭がスッキリするということです。実際にアメリカでのサウナ利用目的の35％はドラッグやアルコールリハビリテーションプログラムであり、サウナは医療の一部でもあります。[※7]

「熟睡できたり、覚醒度が上がったり、結局どっちなんだろう？」と思われるかもしれませんが、それは、サウナの入り方でコントロールすることが可能です。つまり、サウナを活用すれば、睡眠をコントロールできるということです。目的に応じたサウナの入り方は、第４章で紹介します。

09

効果⑥
感覚が敏感になる

シェフやソムリエなど、感覚の敏感さを求められる職業の人には、サウナーが多いようです。**実際、サウナに入ると、味覚や触覚、嗅覚などの五感が敏感になります。**

その理由は、P32でも伝えたように、脳の右側の頭頂葉の一部が活性化するからです。頭頂葉というのは、人間のセンサーにあたるところで、感覚を司っています。

たとえば、室内を移動する時、家具の位置と、自分の体との距離を正確に測らなくても、体をぶつけずに移動できると思います。それは、手や足など、自分の体がどこにあるかを、頭頂葉が察知してくれているからです。

だから、頭頂葉がダメージを受けると、目をつぶって服を着られなくなります。着衣失行と言うのですが、自分の体がどうなっているかわからないから、袖に腕を通せなくなるのです。

このように、頭頂葉は感覚を司っているとても大切な部分。それが、サウナに入ると活性化し、感覚が研ぎ澄まされることがわかったのです。

だから、サウナに入った後の食事（サウナ飯）は、とてもおいしく感じられます。**薄味のものでも十分満足できるし、味の濃いものは、より濃く感じます。**そのため、むしろとんこつラーメンのように濃厚なものは食べたくなくなります。自ずと健康的な食事になるので、体にもいいと思います。

ただし、少し細かい説明になりますが、今回行った研究によると、活性化していたのは味覚を感じる部分（味覚野）そのものではなく、頭頂連合野と呼ばれる部分でした。てっきり「味覚が敏感になるのだから、味覚野そのものが活性化しているのだろう」と思いきや、そうではなかったのです。

味覚野は頭頂葉の一部で、頭頂葉の下のほうに位置しています。頭頂連合野は、味覚野のもう少し上、頭頂葉の真ん中あたりにあります。

頭頂連合野というのは、体のセンサーからの情報や内的情報（記憶、感情など）を勘案して総合的に判断する場所です。たとえば、同じ食事でも、苦手な上司と食べるのと、仲のよい友達と食べるのでは、おいしさの度合いが変わりますよね。それは、頭頂連合野が、記憶や感情などの領域と連絡を取って、最終的にどういう感覚なのかを判断しているからです。

このように、サウナに入ることで感覚が敏感になることは確認されたものの、詳しいメカニズムについてはまだ解明すべき点が多くあります。今後も研究を続けていき、結果をみなさんにシェアしていきたいと思っています。

感覚が研ぎ澄まされてゾーンに入る

味覚以外に私が強く感じる感覚の変化は、触覚や聴覚です。まず、空気の肌触りが格段によくなります。

たとえば、梅雨時にサウナに行くと、向かっている時は空気がジメジメしていて気持ちが悪いのですが、出た後は、ハワイでアラモアナショッピングセンターの前を歩いているかのようにさわやかに感じることがあります。交通量の多い空気が悪いところでも「いい風が吹いてるなぁ」と。Tシャツに袖を通した時も心地がいいです。これは、サウナに入ったことで皮膚表面の血管や毛穴が締まったことも関係しているかもしれません。

外気浴をしている時に、室外機の音が突然気になることもあります。いつもは全然気にならないような音なのに、「なんかうるさいなぁ。室外機の音か」と。

これは、ゾーン（心理学用語で極度の集中状態）に近い状態なのではないかと思います。全体としてはリラックスしているのに、必要な部分だけが上がっているようなイメージです。

この、ゾーンのような状態は、私の場合は翌朝まで持続します。ただし、どれくらい持続するかは、その後の自分の行動にかなり依存すると思います。サウナ後にアルコールを飲んだら崩れるでしょうし、仕事をして極度に集中した場合は、仕事が終了するのに伴ってゾーンを脱するかもしれません。

ちなみに、感覚が研ぎ澄まされるというと、痛覚も鋭くなるのかと思うかもしれませんが、それは心配ないと思います。痛みを感じるメカニズムはとても複雑で、恐怖や記憶などに依存します。たとえば、子供が注射をされる場合、「イヤだ、痛い痛い！」と泣き叫んでいる時に針を刺されるのと、気が付いていない時に刺されるのとでは、前者のほうが痛みを強く感じます。「痛い」というシグナル自体は等しく受け取りますが、記憶や、そのときの感情なども含めて痛みを感じるからです。

また、**サウナに入った後はα波が正常化し、非常にリラックスした状態にあるため、ネガティブな外的情報には鈍感になりやすい**と考えられます。そのため、サウナに入ることで、痛みに対して鈍感になると思われます。

10 効果⑦ 肩凝り・腰痛・眼精疲労がやわらぐ

長時間のデスクワークで肩が凝ったり、腰が痛くなったり、細かいエクセル表を凝視して目が疲れたり。ビジネスパーソンは、脳疲労だけではなく、肉体的な疲労にも襲われます。

とはいえ、デスクワークの時間を減らすのは難しいのが現実です。特に、エンジニアやウェブデザイナーなどパソコン作業が不可欠の人や、税理士・公認会計士、研究職などの人も、長時間のデスクワークが必須でしょう。

しかしだからこそ、心身をコンディショニングすることが大事。突然降ってくる仕事は避けられないかもしれませんが、自分の体をコンディショニングすることは、自分の意思で叶えられます。逆に言うと、あなたの体をコンディショニングできるのは、あなただけです。

その点、サウナは、脳のみならず、実は肉体をコンディショニングすることもできるので、「仕事のパフォーマンスを上げる」にはうってつけです。

事実、サウナに入ると疲労が取れるという報告があります。※8

その理由は、まず、**温熱効果によって凝り固まった筋肉がやわらぎ、血流が増加するということ**。血流の役割には、熱を運んだり、酸素や栄養を運んだりする以外に、余計なものを回収するという働きもあります。つまり、肉体を疲労させる物質を運び去り、スッキリさせてくれるのです。また、**万病の元とされる炎症が減り、活性酸素が減少することも報告されています**。[※9]

この二つの研究報告からわかることは、こういうことです。

「サウナは、活動によってダメージを受けた組織（この場合、肩や腰）の炎症を取り除いて治癒しやすくする。さらに、抗酸化作用によってダメージを受けにくい体質に変える」

つまり、**肩凝りや腰痛がやわらぐだけではなく、肩凝りや腰痛になりにくい体が手に入るということ**です。

眼精疲労に関しても、血流が増加して組織が柔らかくなるため、組織のダメージを緩和させる効果があると考えられます。ただし、眼精疲労を回復させたい場合、湿度が低いドライサウナだと角膜表面が乾燥するため、あまりよくありません。[※10]湿度が高いウェットサウナを利用するようにしましょう。（サウナの分類の詳細はP67を参照）

これらの効果は、入浴によっても得られると思うかもしれません。たしかに、入浴でも肉体的疲労を緩和することはできますが、サウナのほうがより一層高い効果を得られます。

それは、サウナの「極限の状態」が関係しています。

極限状態のサウナだからこそ、疲労がスッキリ回復する

サウナに入ると、心臓がドキドキしてきて心拍数が通常の2倍程度まで上がります。心拍数が上がるということは、血液を送り出す心臓のポンプ機能が上がって血流が増えるということ。ある調査によると、サウナに入ることで心臓のポンプ機能は70％程度上昇することが報告されています。[※11] それにより、**筋肉への血流が増加し、疲労物質が強力に押し流されて、筋肉疲労が回復します**。[※12] だから、サウナに入ると体がスッキリ軽くなるのです。

また、心臓のポンプ機能の上昇は、水風呂に入った後もしばらく続きます。それと同時に、水風呂につかることで、皮膚表面の血管が瞬時に収縮します。すると、体の末端の血液が一時的に体の中心部分に集まることとなり、深部血流が増加します。**脳も深部血流なので、増加した深部血流によって、脳の代謝物質も回収されます**。この効果も、脳のスッキリした感覚「ととのう」に寄与していると考えられます。

11

効果⑧ 見た目がよくなる！ 肌がきれいになり、やせやすい体質になる

ビジネスシーンにおいて、見た目が重要であることは言うまでもありません。

アメリカの心理学者アルバート・メラビアンが提唱した「メラビアンの法則」を知っている人も多いでしょう。それは、**初対面の人物の印象を決定づける要素は「視覚情報（見た目・表情・仕草等）」が55%**、「聴覚情報（声のトーン・速さ・大きさ等）」が38%、「言語情報（話の内容）」が7%だというもの。第一印象を決める半分以上が視覚情報であることから、見た目の大切さがよくわかります。

また、労働経済学者のダニエル・S・ハマーメッシュ教授が20年の歳月をかけて行った研究によると、**見た目による男性の生涯年収の差は、2700万円**にも及ぶそうです。見た目に気を配るかどうかで、これほど差が生まれるのです。

サウナには、実は見た目をよくする効果もあります。

まず、**肌がきれいになるということ。**

サウナで汗をかいたり、血流が促進されたりすることで肌の新陳代謝が促進され、肌の調子が整います。また、サウナ後は、熱刺激を受けたことでＨＳＰが出る（詳細はＰ118）ため、細胞が修復されます。お風呂では、顔までつかることができないので顔を熱せられませんが、サウナなら、空気中の熱で温めることができます。だから**サウナは、顔の皮膚をケアするのにはもってこい。**ＨＳＰは紫外線ダメージも修復できると言われているので、ゴルフで紫外線を浴びた後、サウナに入るのはシミ防止にも役立ちます。サウナに入った後は、とびきりいい化粧水や乳液をつけてしっかり保湿しましょう。

サウナでデトックスはマユツバ

これは余談になりますが、「サウナに入るとデトックスされる（毒素が排出される）」という話を聞いたことがあるかもしれません。しかし、これは医学的には不正確です。毒素の定義にもよりますが、デトックスはマーケティング用語であり、医学用語ではないので、注意が必要です。

デトックスを日本語に訳すと「解毒《げどく》」になりますが、人体で解毒を担当するのは肝臓や腎臓であり、汗と一緒に毒が出ることはほぼありません。

では、何が出るのかというと、水分や電解質、皮脂などです。毛穴などに付着した皮脂は加齢臭の原因になるので、サウナに入ることでそれが出ていくことは、清潔感を保つことにつながります。

やせ体質になる

もう一つ、嬉しいことは、**サウナに入ると甲状腺ホルモンが増えるので代謝が上がり、やせ体質になること**。※13

甲状腺というのは首の前方にある小さな臓器で、主な役割は二つ。一つは、交感神経を活性化すること。もう一つは、全身の代謝を活性化することです。そのため、サウナに入ると甲状腺ホルモンが増えることで代謝が上がり、エネルギーを消費しやすい体になります。

また、**睡眠の質が上がることで日中の活動量が上がるので、間接的にダイエットにつながることも期待できます。**

ただし、本当にやせるかどうかは、行動に依存します。サウナに入ると食事がおいしく感じられるため、食べ過ぎたら当然太ります。

また、直後はカロリーの吸収率も上がるので注意が必要です。

なぜ、カロリーの吸収率が上がるのかと言うと、サウナの後は副交感神経が高まるからです。実は、副交感神経は胃腸とリンクしていて、消化・吸収をコントロールしています。副交感神経が活性化すると、消化・吸収も効果的に行われるようになるので、その分、吸収率が上がります。

「自分はついつい食べ過ぎてしまって太りそう」と思う人もいるかもしれません。

しかし、基本的に代謝は加齢とともに低下します。その代謝を、サウナに入ることで上げられる、体内の環境をメンテナンスできるというのは、サウナの大きなメリットです。サウナを活用することは、体型をコントロールするうえで大きな助けになるでしょう。

ファスティング効果で脂肪が減る

ここ数年、ファスティング(断食)が流行しています。特に、18時間という短時間のファスティングが人気のようです。なぜ、18時間なのかというと、断食後18時間で代謝のスイッチが「食事で得た分」から「貯蓄分」に切り替わるからです。

そもそも、人間は進化の過程で何度も飢えの危機にさらされてきたため、エネルギーをたくさん摂取した時に、それを脂肪の形で蓄積し、飢餓の際に利用できるようになっています。しかし逆に言うと、飢餓状態にならないと、これらの脂肪は消費されないということです。したがって、1日3食、さらに飲み会や接待などで食べ過ぎが続くと、次から次に入ってくるエネルギーで事が足りるうえ、むしろ余剰分が脂肪として蓄積されていくことになります。

そこで大事になるのが、体を飢餓状態にして代謝のスイッチを切り替えることです。実は、18時間断食をすると、甲状腺ホルモンが分泌され、代謝のスイッチが切り替わるのです。「この体は飢餓状態にある。だから、貯蓄していた脂肪を使おう」と。

興味深いのは、代謝のスイッチを切り替える役目を担っているのが、甲状腺ホルモンだということです。つまり、甲状腺ホルモンが分泌される＝代謝のスイッチが切り替わるということ。そして、先ほどお話しした通り、サウナに入ると甲状腺ホルモンが増えます。だから、**サウナに入ると、代謝のスイッチが切り替わって、脂肪を燃焼させるようになるのです。**

ファスティングの際の速やかな甲状腺ホルモンの変化は非常に特徴的であり、それと同様の変化が、サウナに入ってわずか20〜30分後にも現れます。**本来は、約1日かけてファ**

スティングをしないと脂肪にアプローチできないのに、サウナに20〜30分入るだけでそれが叶うというのは、メリットが非常に大きいと言えるでしょう。

ただし、ここで注意点があります。それは、サウナ前やサウナ中に糖分を摂取すると、甲状腺ホルモンが出なくなるということです。※13 したがって、サウナ前にご飯を食べるのはNG。また、サウナーが大好きな「オロポ（オロナミンC＋ポカリスエット）」「アクエリアル（アクエリアス＋リアルゴールド）」、イオンウォーターなどにも糖分が含まれているため、ファスティング効果を狙うならNGだということ。飲む場合はサウナ後にしましょう。

むくみが取れる

朝起きたら顔がパンパンにむくんでいたという経験はありませんか。大事なプレゼンやミーティングがある日は、すっきりシャープな印象で臨みたいところだと思います。

その点、**サウナは、むくみを取る効果も非常に高い**ので便利です。

むくみの原因は、「体の水分と関係がありそう」ということは、なんとなく想像がつくと思います。

人の体の約60％は水分でできていて、そのうち3分の2は細胞の中にあり、残りの3分の1は血液の中と、細胞と細胞の間を満たしている体液（間質液）の中にあります。

間質液は、細胞に酸素や栄養を届けたり、不要な物質を回収して血管に戻したりしています。細胞や血管の中を行き来して、水分のバランスを保っているのです。

ところが、何らかの原因によってこのバランスが崩れ、間質液に水分が異常に増えると体がむくみます。間質液が増えることで、体の表面が腫れたような状態になるからです。

原因の一つとして挙げられるのが、塩分の過剰摂取。

体には、体内の塩分濃度を一定に保つ機能があります。そのため、塩分をたくさん摂取すると、体内に水分を溜め込むことで塩分を薄めようとします。すると、間質液に水分が溜まり、むくんでしまいます。

しかし、サウナに入ると汗を大量にかくので、間質液に溜まった水分を減らすことができ塩分も排出されます。その結果、むくみが取れます。

したがって、最近ラーメンや塩辛いものを食べ過ぎて、顔がむくんでいるという場合は、サウナへ行きましょう！　シュッとシャープな印象に変身できると思います。

エリート・サウナーに聞く！ 01

コクヨ株式会社 取締役室／サウナ部 部長

川田直樹（かわた・なおき）（35）

コクヨのグループ会社のＳＥ（セールスエンジニア）部長、マーケティング企画部などを経て、現在コクヨ株式会社の取締役室の秘書を務める。一級建築士でもある。お風呂やサウナ好きを集めたサウナ部の部長として、組織間交流にも取り組み、JAPAN SAUNA-BU ALLIANCE共同代表も務める。サウナ・スパ健康アドバイザー（厚生労働省後援）、フィンランドサウナアンバサダー（フィンランド政府観光局公認）。

企業サウナ部での活動を盛り上げる！

サウナは、子どもの頃から入っていますが、社会人になってからは週に4〜7回程度行っています。ハマったきっかけは、20代で一級建築士の資格取得のための自習場所を探す中で、集中もでき、癒やしにもなり、脳内モードチェンジができる場所として、サウナが最適だったからです。また、仕事で自分がマネージャーとなった時、部下と一緒にサウナに入ることで、肩書を抜きにした人間同士の深いコミュニケーションができる場にもなると気づき、サウナ部を立ち上げました。サウナ部としてのコミュニティ活動を通して人脈も広がり、様々なお客様との対話が増え、人間力の向上にもつながったと感じています。

サウナに行くのは、日常のバタバタからひと息ついたり、物事の思考を整理したい時、仲間に会いに行く時など。また、スポーツやランニングをした後は、アイシング作用もあり翌日以降の疲労回復度が上がるため、ジムとサウナを積極的に組み合わせています。

最近では社内でのサウナ部活動にとどまらず、他の企業のサウナ部同士の横の深いつながりを生み出すため「JAPAN SAUNA-BU ALLIANCE」を立ち上げました。発足から約半年で、加盟企業数も約40社を超えて反響の大きさに驚いています。活動内容としては、定期的に温浴施設で加盟企業メンバー同士の紹介とサウナミーティングを行い、相互支援を目的にした意見交換や新たなビジネスへの展開を探ったり、企業の主力製品をPRしアドバイスをもらったりして、組織間の課題解決の相談会を実施しています。

さらに2020年からは、隠れサウナーとのコミュニケーションツールになることを狙って「サウナワーカー」のブランドも立ち上げ、Tシャツやソックスなどの販売もしています。「サウナを通じた日本のビジネスシーンの活性化」を目的に今後も日本中をサウナの様に熱く盛り上げていく予定です。
ツイッター@Naotaro_1029　インスタ@sauna.bucho

MY BEST SAUNA

サウナ選びの基準は、その施設のコンセプト（らしさ）が空間に反映されているかどうか。内装や食事、サービスに至るまで、作り手の想いが感じられることができ、老若男女、多様な利用者が「また来たくなる」施設。

1、スカイスパYOKOHAMA（神奈川県・横浜市）
https://www.skyspa.co.jp/
「いっそこのサウナ施設でワークができたら最高だ！」との想いから企画設計したコワーキングサウナで、バランスのよい設備や居心地の良さで、サウナデビューするのに最も適した場所。サウナでリセット後のアイディアの整理やラフなブレストなどビジネス仕様にも使える。キムチチゲはサウナ飯として絶品。

2、新宿天然温泉 テルマー湯（東京都・新宿）
http://thermae-yu.jp/
他府県からのアクセスもよく、終電まで長く滞在が可能。サウナや水風呂のコンディションもよく、都心ながら空を眺めて外気浴まで楽しむことができる。レストランのメニューも豊富で、座敷で20人以上の宴会も可能なため、他のお客様に迷惑をかけずに親睦を深めることができ大人数の時はとても重宝する。

3、スパ&カプセル　ニューウイング（東京都・錦糸町）
http://spa.new-wing.com/
誰でも、子供の頃の無邪気な時代にもどることが可能な空間。特にベースボールユニフォームタイプの館内着は童心にかえりワクワクします。男性専用で、ゲーム機や競馬中継、漫画などもあるので、ひとりで気楽にくつろぐのもいいし、初対面同士で手早く打ち解けるのにも有効。なにより名物支配人の吉田さんが、お客様がより楽しめるよう、水風呂の温度設定やサウナのサービス、シャンプーボトルに至るまで常に改良を加え創意工夫される姿勢が好き。

第2章

最強効果を出す、医学的に正しいサウナの入り方

01

「サウナ→水風呂→外気浴」を3〜4セットが基本

この章では、サウナで最強効果を出すための正しい入り方を、医学的見地をもとに説明していきます。

「熱くなったら出よう」と自分の感覚を頼りにしたり、「サウナ室のＴＶがＣＭになったら出よう」とサウナ室の状況に委ねたりしていると、身体的に危険なうえ、上手くととのわないため、パフォーマンスを上げることができません。**サウナでパフォーマンスを上げられるかどうかは、サウナの入り方にかかっています。**

とはいえ、サウナで一番大切なのは「自分自身が気持ちがいいこと」です。

気持ちがいいという感覚が大事なことは、なんとなくわかると思うのですが、実はこれには、れっきとした医学的根拠があります。

「気持ちがいいこと」を追求すると、自律神経が活性化するので、[※14]心身がサウナの極限状態に対応しやすくなる。つまり、しんどくなくなるのです。だから、難しく考えなくても、気持ちがいい入り方をしていれば、ほぼ正解だと言えます。これから紹介するものを基本にして、自分にとって一番気持ちがいい入り方を見つけてください。

1セットの中に他の行動をプラスするのはNG

まずは、入り方の大まかな流れについて説明します。

「サウナ→水風呂→外気浴」。それぞれの目安の時間は後述しますが、これが基本の1セットです。それを3〜4セット行います。1セットでもととのいますが、3〜4セット行うほうがより効果的です。

各セットの間に入浴をしたり、体を洗ったり、自由にプログラムを組んでいただいてかまいません。その場合も、基本の入り方に変わりはありません。

ただし、1セットの中に他の行動をプラスするのはNGです。たとえば、サウナに入った後、いったん外気浴をして、少し冷えたなと思って入浴をし、水風呂に入る。これは「ととのう」を目指す観点からするとNGです。なぜなら、サウナも水風呂も、体を極限状態に持っていくことで、ととのうお膳立てをしているからです。そのため、途中に余計なアクションをはさむと体の極限状態がやわらぎ、ととのう準備が不十分になります。

特に、**「水風呂→外気浴」の間は、できるだけ速やかに行動することが大切です**。詳しくは、P98で説明しますが、水風呂を出た瞬間から、「ととのいタイム」のカウントダウンが始まります。とはいえ、慌てて移動して転倒すると危ないので、落ち着いて行動しましょう。私の場合は、サウナ室に入る前に、眼鏡をかけた状態で「水風呂→外気浴」までの動線をあらかじめ確認しておき、最短ルートを通るようにしています。

最終セットは「サウナ→水風呂（10秒程度）→水シャワー」という流れがおすすめです。最終セットは、ととのうことを目指すというよりは、これまでの数セットでととのった状態から、ゆるやかに着陸を目指していくイメージです。ですから、外気浴で体の芯を冷やさずに、水シャワーで皮膚表面だけをキュッと引き締めるとよいでしょう。そうすると毛穴が締まるので、冬はいつまでもぽかぽか暖かく、夏はダラダラと汗が出ることがなくなります。

安全面の注意点としては、**各セットの合間に水分を補給すること**。サウナに入ると合計500～1000㎖の水分が失われるので、これに匹敵する量をこまめに摂取してください。

サウナの正しい入り方

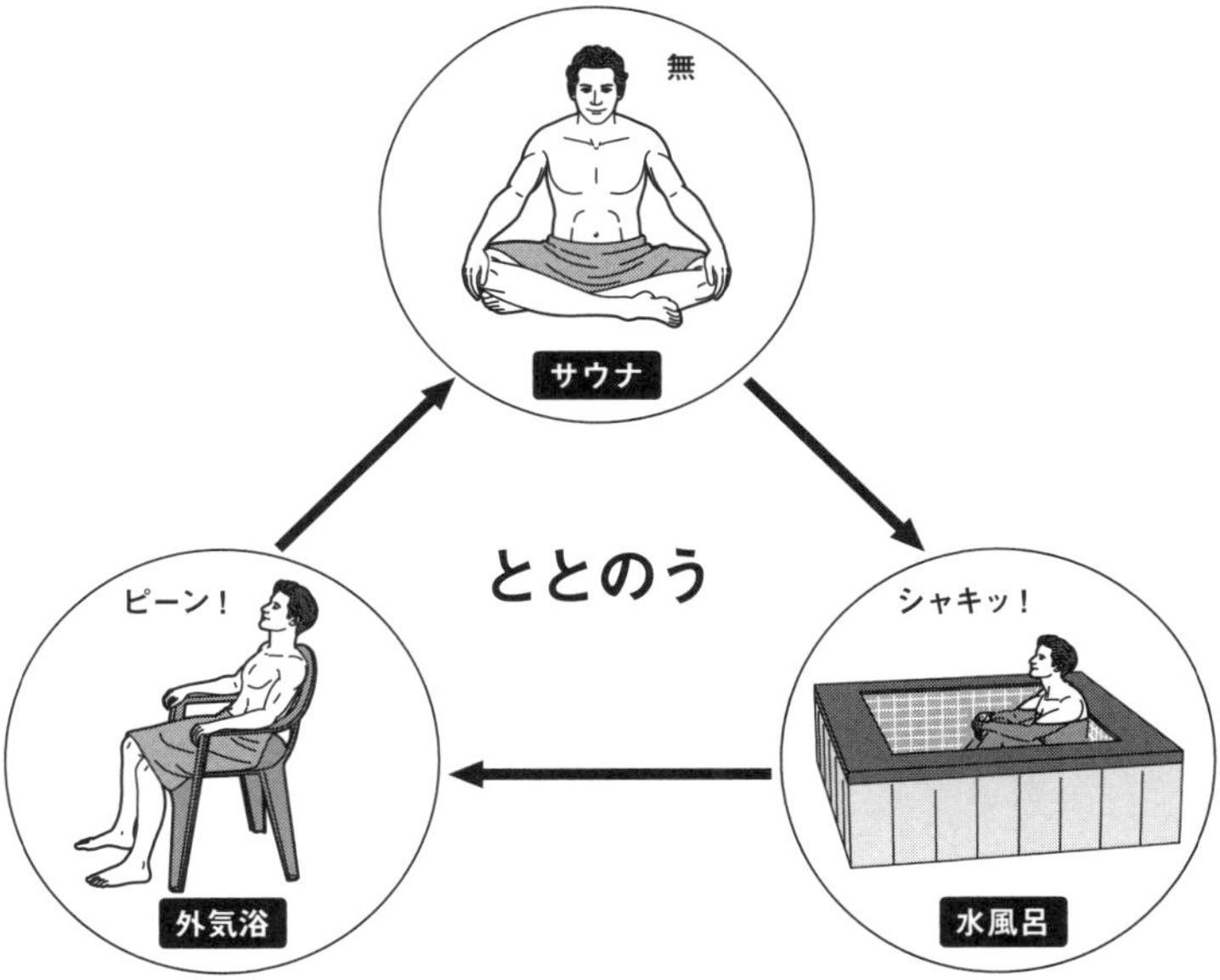

・サウナ→水風呂→外気浴がワンセット

・基本は3〜4セット

・各セットの間に体を洗ったり、入浴をしたりして、自由にプログラムを組んでOK

・セットの途中に行動を追加するのはNG

・水風呂→外気浴の移動は速やかに行う

・最終セットは「サウナ」→「水風呂（10秒程度）」→「外気浴せずに水シャワー」

・セットとセットの間に水分を補給する

02

80〜90度のフィンランド式サウナが最強

サウナには、フィンランド式やスチームサウナ、遠赤外線サウナなど、いくつかの種類があります。どんなサウナに行けばいいのか迷うこともあると思うので、サウナの種類と特徴について説明したいと思います。

サウナは、大きく二つに分けることができます。

1つは、ドライサウナ。もう一つはウェットサウナです。

ドライサウナの特徴は、温度が高く、湿度が低いこと。日本にはドライサウナが多く、中には110度という超高温のものもあります。個人的な感想ですが、ドライサウナでは皮膚や目が乾燥するため快適に感じられません。

ウェットサウナは、ドライサウナと比較して温度が低く湿度が高いものを言います。

私は、ウェットサウナの一つである「フィンランド式サウナ」が一番好きです。特に、80

ドライサウナ （比較的温度が高く、湿度が低い）	ウェットサウナ （比較的温度が低く、湿度が高い）
【遠赤外線サウナ（高温サウナ）】 温度は70〜100度程度のものが多い。湿度が低いため皮膚や目が乾燥しやすい。意外と深部は温まらない。	**【フィンランド式サウナ】** 温度は80〜90度程度。セルフロウリュができるものも多い。
	【ミストサウナ（スチームサウナ）】 温度は50〜60度程度のものが多い。マイルドに体が温まるため、熱いのが苦手な人に向いている。
	【塩サウナ】 塩を皮膚に塗りながら楽しむサウナ。50度程度の低温のものが多い。塩を塗ることで皮膚表面の浸透圧が高くなり、皮膚から多くの汗を引き出せる。
	【スモークサウナ】 サウナ室で薪ストーブ釜を使ってサウナストーンと室内を温める。フィンランドの伝統的な形式で、煙が部屋に充満することからこう呼ばれる。日本にはほとんど存在しない。
	※ロウリュができるサウナもウェットサウナに含まれる

度台の比較的高温で、セルフロウリュ（P76参照）ができる施設が気に入っています。なぜなら、サウナは体が健康ならば、ある程度負荷をかけたほうが恩恵が大きくなるからです。そういう意味で、比較的高温かつ、低湿ではないフィンランド式サウナは最強だと思います。

ドライサウナだと体の深部が温まらない

また、「ドライサウナvsウェットサウナ」で、どちらがより深部体温を上げられるかを比較した研究があります。ドライサウナの方が、ものすごく体が熱くなるイメージがあるかもしれませんが、実は、深部体温は基本的には38度を超えません。平熱が36・8度の場合、ドライサウナは1セット（サウナ91度・15分）を3回繰り返さないと38度に到達しません。対してウェットサウナ（サウナ60度・15分）は、2セット目の10分を経過したころには38度に達します。[※15] なぜ〝38度〟が大事なのかは、後述します。

とはいえ、ドライサウナが大好きだという人もいます。大前提は、「気持ちがいいこと」なので、自由にセレクトしてください。

ドライサウナ vs ウェットサウナの深部体温の変化

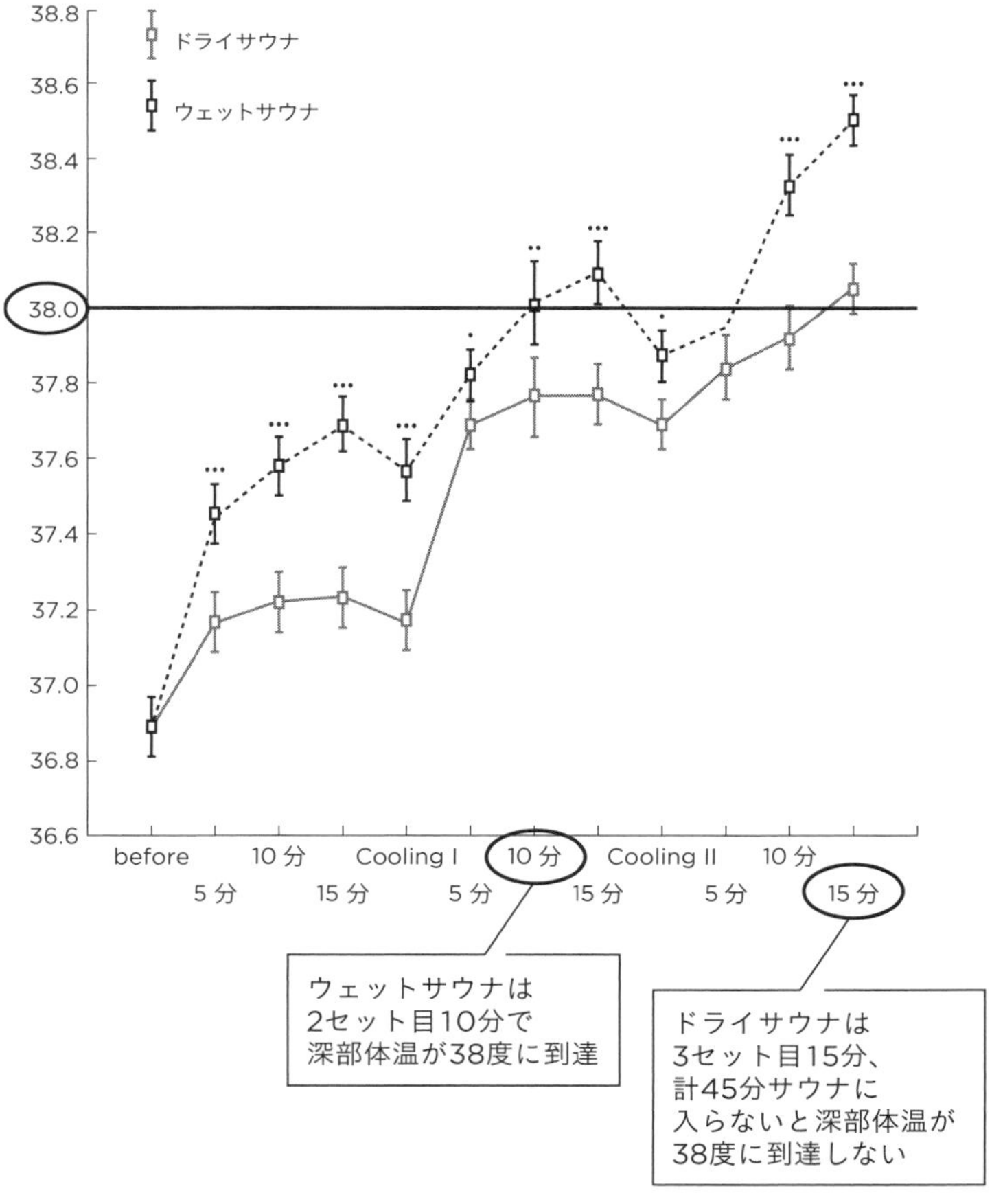

出典：Comparison of physiological reactions and physiological strain in healthy men under heat stress in dry and steam heat saunas,Biology and Sports,2014

03

サウナ室の温度は場所によって違う

サウナ初心者であれば、「どこに座ればいいのか？」「何分くらいで出るのか？」「どういうことに気を付ければいいのか？」など、わからないことがたくさんあると思います。

また、熟練のサウナーであっても、意外と、「ととのう」効果を最大限に高めるサウナ室での体勢や、「汗をたくさんかいたら出る」が誤りであることなど、知らないこともあるかもしれません。一つずつ説明していくので、参考にしてください。

その前に、まずは、サウナ室に入る前の〝前処理〟について説明しておきます。

私の場合は、サウナ室に入る前に髪や体を洗います。これを、サウナーは「身を清める」と言います。**身を清めることとは、サウナ室や、ととのいイスを汚さないためのマナー**です。

そして、冬の場合は、最初にお風呂に入ると気持ちがいいので全身浴を2分。夏の場合は暑くてサウナに入りたくないので水シャワーを浴びて体を冷やします。このように、季節に合わせて前処理をしておくと、サウナ室に入ったときに「気持ちがいい」と感じることができます。それが、自律神経を活性化し、パフォーマンスを上げることにつながります。

なるべくヒーターから遠い場所に座る

まず問題となるのが、「どこに座るか？」ということ。実は、サウナ室は場所によって熱さが大きく異なります。**熱は高いところに集まるので、上へ行くほど高温になります。**大きな階段状になっているサウナ室の場合、１段あたり約10度も異なります。また、ヒーターの前も当然ながら熱いです。したがって、ヒーターが正面にあり、なおかつ最上段の席が最も熱い席になります。なお、ヒーターは、直接体が当たっているところは非常に熱くなるにもかかわらず、当たっていないところは意外と温まらないため、温まり方が局所的になってしまいます。しかも目が乾くので、ヒーターの近くはあまりおすすめできません。

ロウリュ（ストーブに水をかけ蒸気を発生させること）ができるサウナの場合は、ロウリュをすると湯気が上から横に流れるので、ストーブの横の上段の席が最も熱くなります。

換気扇の位置によっても変わりますが、遠赤外線ヒーターを用いたサウナ室（ドライ）と、ロウリュができるサウナ室（ウェット）の温度状況を載せておくので、参考にしてください。

ドライサウナの温度状況

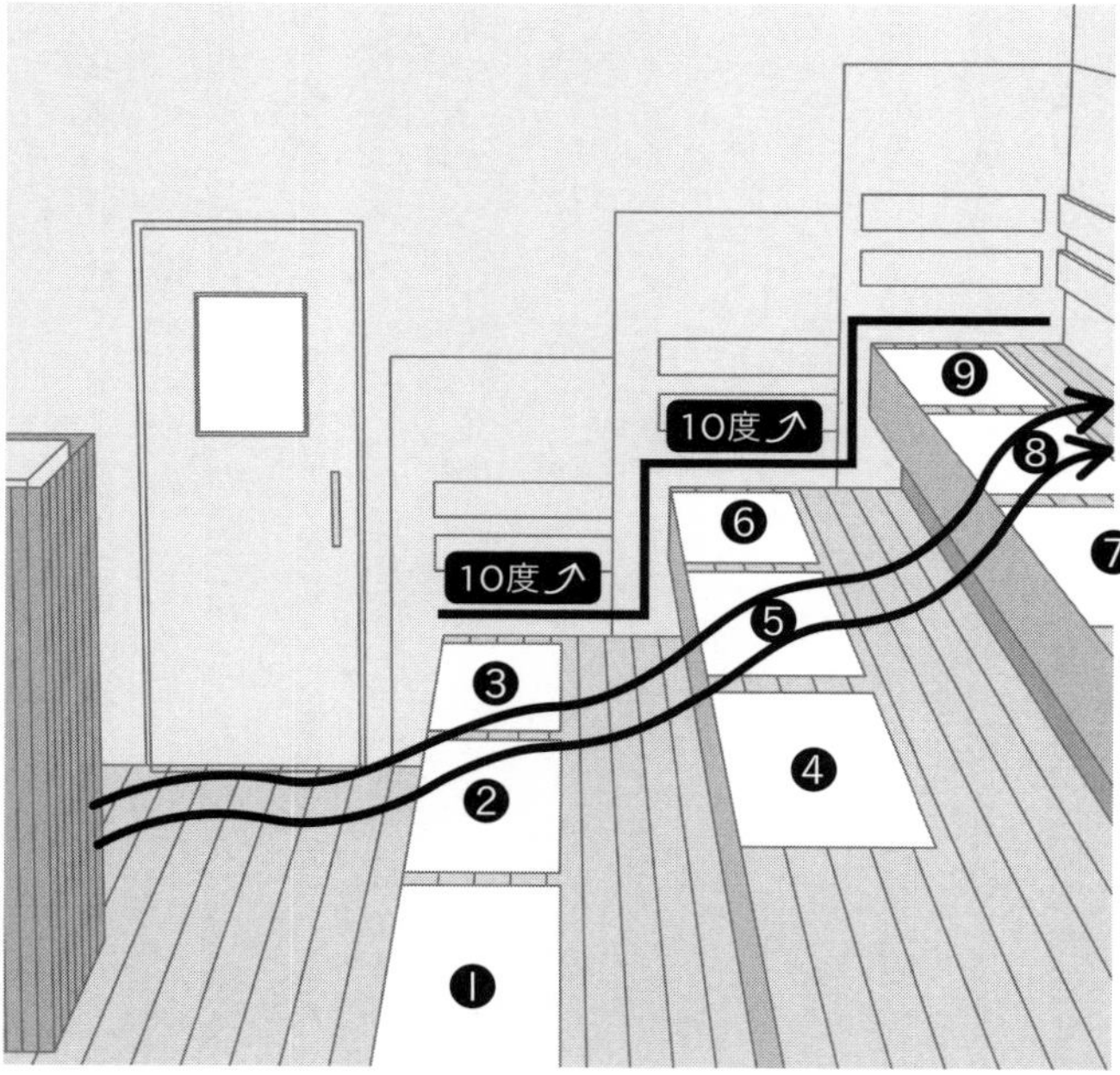

熱さレベル

高 ← → 低

⑧（最上段かつヒーターの正面）

⑦⑨

⑤

④⑥

②

①

③（入り口に近い）

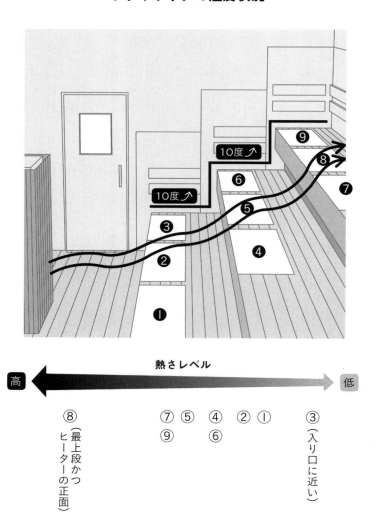

ウェットサウナの温度状況

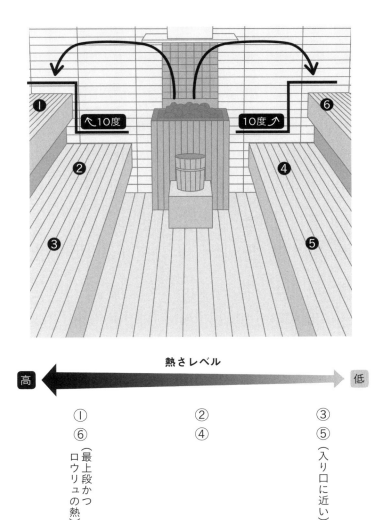

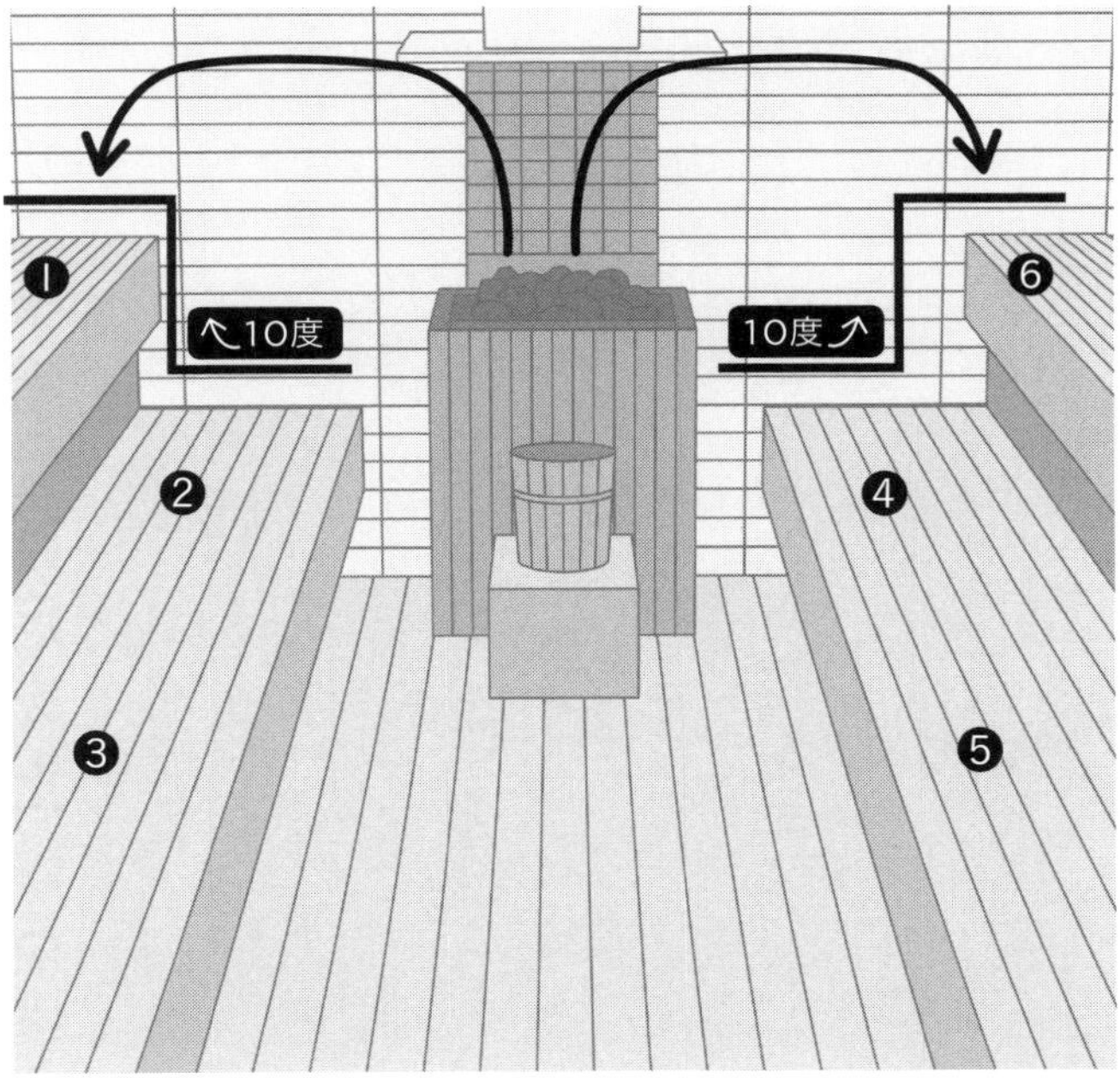

04

サウナ室では足を上げるほうがいい

サウナ室にいる間は、どのような体勢がよいのでしょうか。

階段状になっているところが多いため、イスに座るような形で段のところに腰を下ろし、そのまま下の段に足をつく。そういう体勢をとっている人が多いかもしれません。

しかし、それはベストではありません。実は、よりパフォーマンスが上がりやすくなる座り方があります。

普通に座ると温まり方にムラが出る

すでにお伝えしたように、サウナ室は高いところほど高温になります。

そのため、イスに座ったような体勢の場合、頭の方の温度が高いのに対し、足先は比較的温度が低くなります。その結果、「体中が熱い」と感じていても、意外と足は温まっていないということがあります。足がしっかり温まっていないと、この後、水風呂に入る時に辛く感じてしまううえ、ととのいにくくなってしまいます。

したがって、**サウナ室では、できるだけ体の高低差をなくすのが正解。**ムラなく全身を温めることが大切です。

ベストは、横たわることですが、他の人の迷惑になりますし、万が一眠ってしまったら危険です。体の高低差をなくすために、足を高く上げるという方法もありますが、非常に体力を使いますし、見た目もよくないため、現実的ではありません。

だから、**私のおすすめはスペースがあれば、「あぐら」or「体育座り」**です。

余談になりますが、サウナの本場・フィンランドでは、気持ちが良すぎてサウナで眠ってしまい死亡するケースが多いそうです。対して、日本の場合は我慢し過ぎて倒れることが多いとか。

国民性の違いを感じる話ですが、いずれにしても、無理は禁物です。

05

「ロウリュ」は少量ずつ、様子を見ながら

「ロウリュ」というのは、フィンランド語で「蒸気」。サウナストーブ上で熱せられた石に水をかけて、蒸気を発生させることによって湿度を上げ、体感温度を上げることを目的にしています。機械で自動的にできるオートロウリュもありますが、最近のサウナブームによって、笹塚のマルシンスパや、錦糸町のニューウイング、帯広の北海道ホテルなど、自分でロウリュを行える(セルフロウリュ)施設が増えてきました。

しかし、自分で行う場合はいくつか注意点があります。

□ロウリュが可能な施設か確認する
□行う際は「かけていいですか?」と周りに聞く
□ゆっくり、少しずつ水を入れる

そもそも、ロウリュが可能な施設かどうかを確認しましょう。サウナストーンが置いてあるからと言って、自分でロウリュできるとは限らないので注意が必要です。セルフロウリュが行える場合は、サウナストーブの近くにロウリュセット（バケツとひしゃく）が置いてありますし、サウナ室にことわり書きがあるはずです。

アロマの場合はアレルギーがないかも注意

ロウリュを行う際は、周囲に一声かけることも大切です。ただし、日本人の特性として、熱く感じていても聞かれると「いいですよ」と、つい言ってしまうことがあるので、周囲の人がつらそうにしていないかをきちんと確かめてから行いましょう。また、近年、アロマをロウリュする水に添加して、ロウリュを行う場合もあります。非常に気持ちがよくて、サウナの効果を上げてくれるものではありますが、アレルギーがある場合もあるので事前に確認が必要です。

水をかける時は、ゆっくり、少しずつが基本です。**部屋の広さやストーブの大きさなどによっては、1~2杯程度で非常に熱くなります**。また、蒸気が上がるとひしゃくを持つ手が熱くなるので、少量ずつまんべんなく水をかけるといいでしょう。

06

危険な熱波（アウフグース）には要注意

サウナの中でタオルを用いて熱い風を送る行為のことを、ロウリュだと思っていた人もいるかもしれません。

しかし、正確にはそれはロウリュではなく、「アウフグース」というドイツの風習です。**ドイツではドイツサウナ協会による認定制度があるほど、実は知識と経験が求められる行為です。**日本人でも取得している熱波師はいますが、義務付けられていないため、危険なアウフグースが行われているケースもあります。

最も多いのは、ただひたすら熱くすればよいという感じで、一気に大量にサウナストーンに水をかける行為です。火傷《やけど》しそうなほど熱くなるうえ、強い風を送るところもあるため大変危険です。中には、落ち葉を飛ばすブロワー（送風機）で熱波を行う乱暴なところもあるので注意しましょう。

また、熱波にはいくつかのスタイルがあり、大きく3つに分けられます。

一つ目は、エンターテイメント型。これは、熱波のパフォーマンスやサウナ客との掛け合いで、一体感を大事にするスタイルです。二つ目は、リラックス型。静かにゆっくり心地よい風を送るスタイルです。三つ目は、その混合型です。

どれがよくて、どれがダメということではありません。自分の好みと、そのときの体調によってセレクトするといいでしょう。

サウナに入って熱波タイムを待つのは危険

アウフグースは人気が高いため、熱波タイムの前からサウナに入って、始まるまでの間、場所とりをしている人もいます。しかし、これは非常に長時間サウナ室にいることになり、とても危険なのでやめましょう。本来は、施設側が順番待ち用の待機スペースを作るなど、何かしらの工夫が必要だと思います。また、いざアウフグースが始まった時に、危険な熱波師にあたってしまったり、自分の体調と合わなかったりした場合は、我慢せずにそっとサウナ室から出ましょう。「ありがとうございます。気持ちよかった」と一声かけて出れば角が立ちません。

07

サウナ室を出る時間は心拍数を目安にするのがベスト

「自分はいつも10分くらい」と、サウナ室を出るタイミングを時間で決めている人もいるかもしれません。しかし、体調やサウナ施設により、体の温まり方は異なるため、時間を目安にしていると結果にばらつきが生じてしまいます。そのため、**体内の自律神経の状態をより客観的に把握できる脈を基準に判断するのが、最も安全かつ有効**です。

私は脈拍が平常時の2倍になったら、サウナ室を出るようにしています。

平常時というのは、リラックスしている時のことです。2〜3分座った状態を維持した後、姿勢を正しくして、腕と心臓が同じ高さになるようにして平常時の脈を測りましょう。

私の平常時の脈拍数は50〜60回程度。だから、120回／分になったらサウナ室を出るようにしています。ただし、人によって脈拍数は異なるため、平常時の脈拍数が100回程度の人もいます。それを2倍すると200回／分になってしまい心臓への負担が大きすぎるため、その場合は軽くジョギングをしたくらいの脈拍を目安にしてもかまいません。サウナに入ることは軽いエクササイズと同程度の負荷を心血管系に与えることになります。※16 逆に言うと、**軽いエクササイズと同程度の負荷にとどめておいたほうがよいということです。**

脈を測り慣れていない人からすると、数十秒も手首に指をあてカウントするのは面倒くさい、と感じるかもしれません。

そんな人におすすめなのは頭の中で歌を歌うこと。たとえば、「ドラえもん」の歌（「こんなこといいな、できたらいいな♪」という昔バージョン）。あのリズムの速さが実は1分に100回なのです。これは医師が心肺蘇生を習う時に目安として教わるもの。

つまり、**平常時の脈拍が50回／分の人なら、自分の脈を取りながら、「ドラえもん」の歌を歌ってみて、同じ速さになっていれば2倍、つまり100回／分になったということ。**それより脈が遅ければ、まだ到達していないということです。

ちなみに、他にも、夏なら、ゆずの「夏色」（120回／分）、TUBEの「シーズン・イン・ザ・サン」（124回／分）、爆風スランプの「Runner」（127回／分）。冬なら、山下達郎の「クリスマス・イブ」（117回／分）、TRFの「寒い夜だから」（125回／分）などがあります。自分の平常時の脈拍や季節に合わせてお気に入りの歌を目安にすると、より楽しくサウナに入れると思います。

08

体感を目安にするなら、背中の真ん中が温まった時

手や顔が熱くなってくると、「全身が温まった」と思うかもしれませんが、実はそれは誤りです。

人間が感覚を得るために持っているセンサーは、手と顔が最も敏感です。脳にある感覚野の領域も、手と顔が多くの領域を占めています。

そのため、特に遠赤外線ヒーターがあるサウナの場合、ヒーターが当たる体の前面である手や顔が最も熱くなります。けれども、実際にはそれ以外の部分はまだ熱くなっていません。

もし、全身が温まったかどうかを大まかにチェックするなら、**手や顔ではなく、背中の真ん中のあたりに意識を集中してみてください**。

実はここは、深部体温をセンサーできる場所なのです。

背中の真ん中あたりというのは、言い換えると、「風邪を引いた時に悪寒《おかん》がするところ」

です。そもそも、風邪を引いた時に背中がブルっとするのは、脳が設定しているセットポイント（体の健康を守るために設定された温度）が関係しています。

風邪を引くと、脳がセットポイントを上げます。いつもは36〜37度くらいなのがウィルスを退治するために38〜39度くらいに変更されるということです。すると、脳は現在の体温が、セットポイントに達しているかを測るため、センサーを働かせます。そのセンサーが、背中の真ん中あたりにあります。そして、その時に体温がセットポイントに達していないと、ブルっと悪寒がするというわけです。

もし、「顔が熱くて耐えられない」という場合は、濡れタオルで顔を覆ってみてください。タオルは、水で絞ってもお湯で絞っても、どちらでもかまいません。こんなに違うのかというくらい温度の感じ方が変わります。もう一つ裏技として、ヒーターに背を向けて座るというのもアリです。そうすると、体の背面もしっかり温めることができます。

汗の量に騙されてはいけない

サウナ室を出る目安として、もう一つ気を付けなくてはいけないのは、汗の量で判断しないということです。

たしかに、汗がたっぷり出ると、「体が熱くなっている！　そろそろ出よう」と思いますよね。しかし、**実は、それは汗ではなく、結露の可能性があります。**

たとえば、冷たい飲み物が入ったグラスを放置しておくと、汗をかいたように表面に水滴がつくことがあります。コップに入れた冷たい飲み物によってコップ周辺の空気が冷やされると、空気が抱え込める水蒸気量が減少するため、液化します。その結果、空気中に含まれていた水が、水滴としてコップに付着します。

これと同じことが、サウナに入っている人間にも起きているのです。

サウナ室、特に湿度が高いフィンランド式サウナの場合、サウナと比べて人体は非常に温度が低いため、人間の皮膚表面に結露が生じます。

したがって、顔から汗がダラダラ流れ落ちてきたとしても、結露の水分も含まれているため、騙されてはいけません。汗の量（汗と思われる量）を指標にしてはいけないのです。

いずれにしても、無理せず、体調が悪くなったと感じた時にはすぐに出るようにしてください。

（まとめ）サウナ室での過ごし方

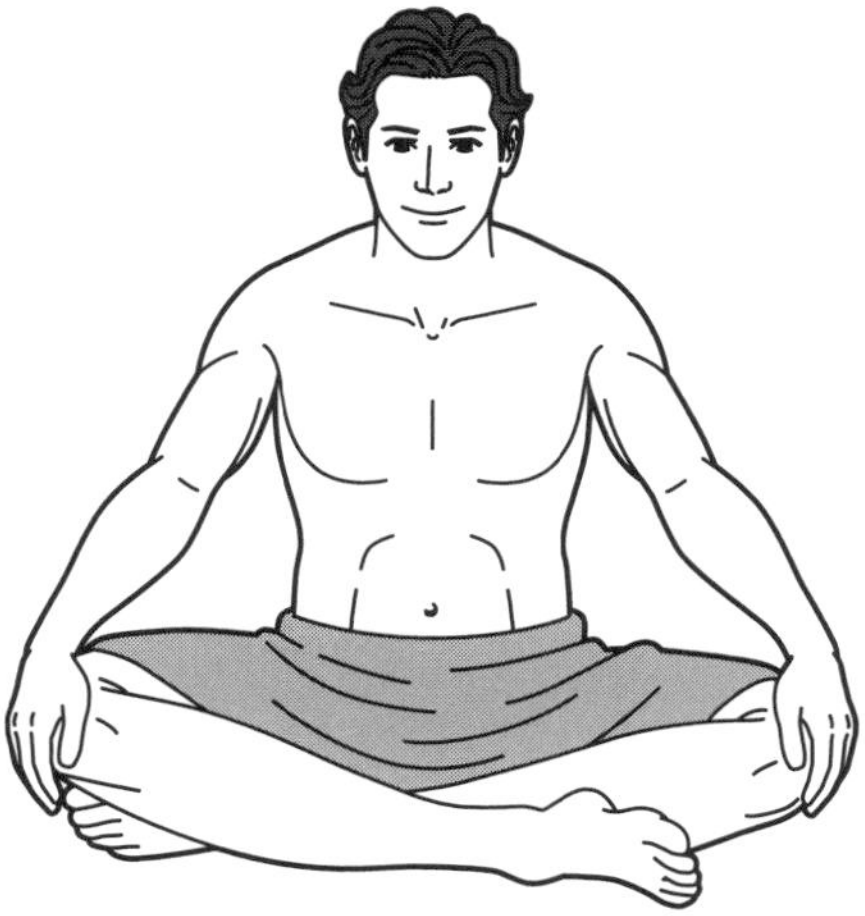

〈前処理〉

・身を清める（サウナに入る前に体や髪を洗う）
・冬→2分全身浴
　夏→水シャワーで体を冷やす

サウナに入った時に
「気持ちがいい」と
思える状態にしておく

〈入り方〉

・なるべくヒーターから遠い場所に座る
・上の段ほど熱いので、初心者は下段がベター
・あぐらor体育座りをする（周囲に十分なスペースがある場合）
・ロウリュを行う際は一声かけて、少量ずつ

〈出る目安〉

・脈が平常時の2倍になったら（軽いジョギングをした程度）
・背中の真ん中が温まったら
・汗の量で判断してはいけない

09
水風呂に入る時は大きく息を吸い、吐きながら入る

サウナ室から出たら、汗をシャワーで流して、水風呂に入ります。

なお、熟練サウナーの中には、水風呂に入る前に熱いシャワーで汗を流すことで、水風呂との温度差を楽しむ人もいますが、これはヒートショック（急激な温度変化によって血圧が大きく変動することで、失神や心筋梗塞、脳梗塞などを引き起こすこと）を起こす恐れがあるため危険です。もちろん、心臓血管系の疾患がない、若くて元気な方であれば問題ありませんが、**基本的には「ぬるい水のシャワー」で少し体を慣らしてから水風呂につかる**のがよいでしょう。

水風呂は、ふだんサウナを利用している人でも、「心臓がバクバクするから苦手」「とにかく冷たくて無理」ということがあります。しかし、心身のパフォーマンスを上げるために水風呂は必須。ちなみに、水風呂が苦手だからと言って、水シャワーで代替することはあまりおすすめできません。水シャワーは水道水のため、季節や地域によって大きく温度

が異なり多くの場合は温度が高すぎます。また水があたった部分しか冷えないので体の反応にムラが生じます。だから、水風呂が苦手でも、このプロセスは外せません。

そこで、水風呂が苦手な人のために、ラクに入るコツを紹介します。

それは、大きく息を吸い、吐きながら入るということです。

なぜ呼吸の仕方が影響するのでしょうか？　身構えて息を止めて入る場合と、吐きながら入る場合の違いを医学的に検証してみましょう。

心臓に負荷をかけないことが、水風呂攻略のカギ

まず、息を止めて入る場合。

息を止めるために、事前に息を大きく吸っていると思います。このとき、横隔膜は下がります。すると、腹部にある多量の血液が、横隔膜が下がることによって、ぐーっと押し出されます。その反動で、血液は心臓に戻り、心拍数が上がります。つまり、心臓にかかる負荷が大きいということです。

それにもかかわらず、相変わらず息を止め、寒さで身を縮めていると、横隔膜は下がった状態を維持するため、ずっと心臓に負荷がかかってしまいます。これが、心臓がバクバ

クする原因です。

対して、息を吐きながら入る場合。

息を吐くと横隔膜は上がります。すると、横隔膜によって押し出される腹部の血流量が減るため、心臓に戻る血液も減ります。その結果、心臓への負担が減り、バクバク感が抑えられます。こうすることによって、冷たいという感覚も多少はやわらぎます。

また、水風呂に入ってしばらくじっとしていると、実は、冷たさをやわらげてくれる膜のようなものが発生します。**サウナーはそれを「羽衣《はごろも》」と呼んでいます。**

これは、自分の皮膚表面と水の間に、温かい温度の層が発生する現象のこと。天女の羽衣のごとく皮膚表面をやさしく包み込んでくれるイメージです。

羽衣をまとうと、「冷たくてイヤだ」と思っていた水風呂が、「冷たくて気持ちがいいな」と思えるようになります。羽衣ができるのに大体30秒〜1分はかかるので、息をゆっくり吐きながらつかり、しばらく待ってみてください。

「気持ちいい〜」と言いながら入る医学的メリット

サウナーの中には、水風呂に入る時に「気持ちいい〜」と言いながら入る人もいます。そうすると、周りにいるサウナーたちが微笑んでくれるという副次的な効果もありますが、実は、医学的にもメリットがある方法です。

第一のメリットは、先ほど同様、息を吐きながら入ることによって、心臓への負担がやわらぐということ。そしてもう一つは、精神的な効果です。

「気持ちがいい」というポジティブな感情は、心臓血管系の反応を早めることが報告されています。※17

どういうことかと言うと、サウナに入ったことで、ただでさえ心拍数が上がっているのに、水風呂につかることでさらに心臓に負担がかかります。しかし、ポジティブな感情を抱くと、心臓や血管系の反応が早くなるため、スピーディに対処できて、体の負担が軽減するということです。

また、ポジティブな感情は免疫力を上げます。だから、「気持ちいい〜」と言いながら入ることは、心臓への負担を軽くするとともに免疫力を上げることができる、サウナにうってつけの方法。これは嘘のような本当の話。恥ずかしがらずにやってみてください！

10

水風呂の温度は16〜17度付近が最適の理由

水風呂の温度は施設によって若干異なりますが、最適なのは16〜17度付近です。

人体には、TRP受容体という温度センサーが備わっていて、生命が危うい温度になると、痛みとして現れて危機を教えてくれます。高温側はたんぱく質の変性が始まる42〜43度付近で、それを超えると痛みに変わります。そして低温側は、16〜17度付近。それ以下になると痛みに変わります。つまり、**「快適な範囲内＝痛みを感じない」というギリギリの温度が16〜17度付近**なのです。

「ととのう」ためには、熱いサウナ↓冷たい水風呂という、振り幅の大きいステップを踏むことが大事。それによって、最後の外気浴で心地よさを感じ、ととのうことができるからです。だから、人体が痛みを感じないギリギリの温度である16〜17度がベストです。

もし、水温がそれよりも低い場合は、入る時間を短くするか、事前に掛水をして体をしっかり慣らしましょう。**温度が低すぎる水風呂に入ると、ドーパミンという快楽物質が**

出て、サウナ依存症になるためおすすめしません。これはマラソンランナーが走らないとイライラするようになる現象と一緒です。施設側は、依存症を生む方がもうかるかもしれませんが入る側は注意した方がよいでしょう。

反対に、水温がそれよりも高い場合は、ちょっとした裏技があります。それは、冷たい炭酸水を飲むこと。炭酸水を飲むと口腔《こうくう》内で水風呂の時に反応するセンサーと同じセンサーが反応することが報告されています。[※18]口の中の温度センサーを刺激することで、実際の温度よりも「冷たい」と勘違いさせることができるのです。

また、炭酸のシュワシュワ感が交感神経を活性化したり、口とは離れた足先の皮膚温を低下させたりするという報告もあります。[※19]

つまり、炭酸水を飲むことで、たとえぬるい水風呂であっても、実際よりも体が冷たいと認識したり、冷たい水風呂に入った時のように交感神経を十分に活性化したり、足先を適切に冷やしたりすることができるということです。純粋に水分補給という面でもメリットがあります。ちなみに、炭酸水はフレーバーつきのものでもOKです。柑橘系のフレーバーは交感神経を活性化させるので、より効果的です。ただし、P56に書いた理由で、糖分の入ったものは摂らない方がよいでしょう。

11

水風呂は、浮遊が理想

水風呂には、肩までしっかりつかることが大切です。頭の先まで入ることを許されている施設であれば、すっぽり丸ごと入って、ぜひ浮いてみてください。錦糸町のニューウイングや、アクア東中野にはプールがあるので、全身つかることができます。

なぜ、浮くのがよいかというと、水風呂では下の方の温度が低くなるうえ、水圧がかかるため、体育座りのような状態でつかると足が冷えやすくなるからです。だから、**体の高低差をなるべくなくすために、水平になる、すなわち浮遊がベスト**です。しかも、脱力感がたまりません。

最悪なのは足だけつかることです。水風呂に全身つかるのがこわくて下半身だけつけると、足が局所的に冷やされることになります。それは、「冷え性製造機」のようなもので、寝つきも悪くなります。

もし、どうしても全身をつけるのが苦手だという人は、次の方法を試してみてください。

それは、両手を水から出すこと。手の平を合わせて合掌するようなイメージです。

足や手は、体の中でも冷たさを敏感に感じる場所なので、実際の温度よりも2度程度、冷たく感じることがあります。17度の水風呂でも15度くらいに感じてしまいます。だから、手を水から出すと、逆に体感温度を2度くらい上げることができます。もちろん、可能であれば、足を出しても同様の効果を得られます。

水流が起きると羽衣がとれる

また、入っている時のちょっとした注意点として、水が勢いよく流れている場所は避けるのがベターです。水風呂は水の循環が行われていることがよくありますが、水流があると、羽衣がとれてしまいます。誰かがバシャバシャ勢いよく入ってきた時も注意です。

羽衣がとれると、冷たい水の温度が皮膚にダイレクトに伝わるので、急に冷たく感じます。なるべく水流が静かなところでのんびり過ごしましょう。

12

水風呂を出る目安は、気道がスースーしたら

羽衣をまとうと、脈拍数と脈の強さが平常時に戻っていきます。**脈が平常時に戻ったら、すぐに水風呂を出ましょう。**時間にすると1分程度です。

「呼吸をしたときに気道がスースーする」というのも、出る目安として使えます。**水風呂につかることで冷やされた血液が全身を1周するのに、大体1分かかります。**そして、冷やされた血液が一巡して気道に戻ってくると、気道表面と肺という体の深部から来る空気との間に温度差が生じて、スースーするからです。

たまに、長い間入っている人がいますが、ダラダラ入るのは危険です。深部体温が冷え過ぎてしまううえ、水風呂から出る際、頭がくらっとして転倒する恐れがあります。この、頭がくらっとすることを「ととのう」だと勘違いしている人がいますが、誤りです。水風呂に入ってしばらくすると心臓が省エネモードに入るため、立ち上がった時に脳への血液が一時的に不足して、くらっとしているだけです。手すりにつかまって、ゆっくり出ましょう。

（まとめ）水風呂での過ごし方

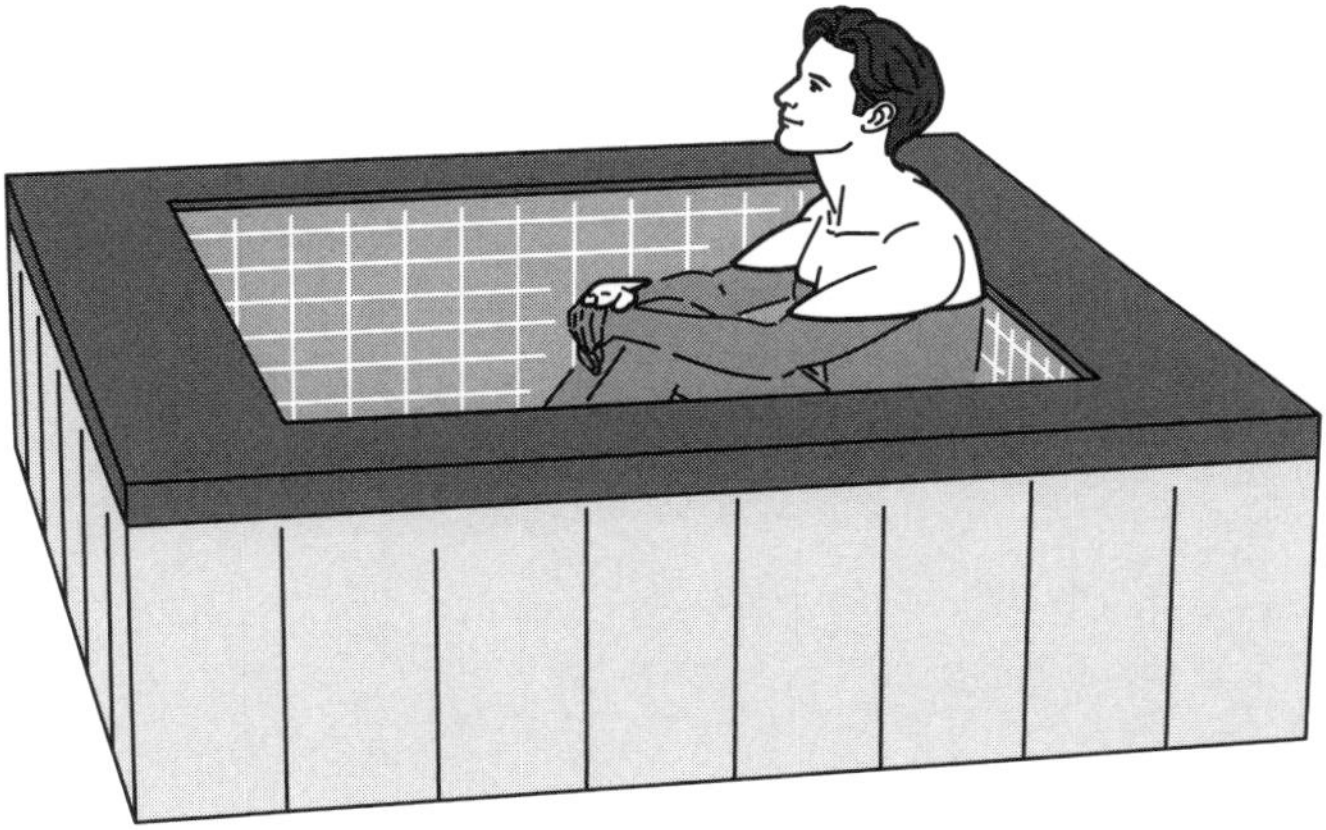

〈入り方〉

・大きく息を吸った後、吐きながら入る
・「気持ちいい～」と言いながら入ると心臓への負担が減り、
　免疫力も上がる
・冷たいのが苦手な人は両手を水から出す
・水風呂の温度は16～17度が最適
　　それ以下の場合→入る時間を短くする
　　　　　　　　　　掛水をして体を慣らす
　　それ以上の場合→炭酸水を飲む
・体勢は浮遊がベスト
・水流が静かなところで過ごす

〈出る目安〉

・脈が平常時に戻ったら
・気道がスースーしたら

13

外気浴は「気持ちよさ」最優先でなるべく横になる

いよいよここからがサウナの神髄、外気浴です。

水風呂から出たら手早く体を拭き、外気浴に向かいましょう。体を拭くのは、気化熱で冷めないようにするためです。乾いたタオルのほうが水気をきれいに取れますが、濡れタオルでもかまいません。「湿り気のあるタオルで拭いたほうが湿度が保たれていい」と言う人もいますし、お好みで大丈夫です。

「水風呂で体が冷えているのに、冬に外気浴なんてしたら寒くて死んでしまうのでは」と思うかもしれませんが、全然辛くありません。なぜなら、この時の**体は魔法瓶のように熱をとじこめているから**です。

実は、**深部体温は、サウナに入る前よりもこの時点で上がっています。**1回サウナに入ることで0・8度上がり、水風呂に入ることで0・2度下がりはするものの、結果的に1セットで0・6度上がった状態にあります。しかも、水風呂につかったことで皮膚表面の毛穴や血管が閉じているので、熱が放散されにくくなっています。だから、この時の体はまるで、お湯が入った魔法瓶のようなもの。ぽかぽかして、とても気持ちがいいです。

横になると別次元の「ととのい」が！

体勢は、ととのいイスに座るか、スペースがあれば横になるのがおすすめです。横になると、先述の通り、DPGが縮小されるからです。血流が足などの末端に流れやすくなり、深部の熱が末梢に分配されることで、副交感神経がより一層優位になります。

横になれるスペースを確保できる施設もそんなにないので、実際には難しいですが、可能なら、次元の違う「ととのい」が待っています。

あまりよくないのは、起立の状態。立っていると、下半身の血液を重力に逆らって循環させるために、心臓に負担がかかります。

外気浴タイムは、季節にもよりますが、5〜10分程度。**足の末端が少し冷たく感じる程度まで**です。1セット終えたら水分を補給して、3〜4セット繰り返しましょう。

14

真正「ととのい」タイムは約2分

外気浴を行うにあたって、私が最も大切にしているのは、速やかに行動することです。なぜなら、水風呂を出た瞬間から、「ととのい」タイムのカウントダウンが始まるからです。

そもそも「ととのう」とは結局、何なのか？　それを医学的に言うとこうなります。

「ととのい」とは、**血中には、興奮状態の時に出るアドレナリンが残っているのに、自律神経はリラックス状態の副交感神経優位になっている**稀有な状態。

そして、真の「ととのい」タイムは約2分間で終了します。そのため、水風呂を出た後に体や髪を洗ったり、外気浴への動線が悪くて移動に時間がかかったりすると、貴重なととのいタイムが削られてしまいます。

次のページのグラフを見てください。これは、サウナ↓水風呂↓外気浴を行った時の、交感神経と副交感神経の働きを示しています。

サウナ室に入ると、最初は「温かい」という気持ちよさを感じるため、副交感神経が上がりますが、すぐに「熱い」に変わって、交感神経が急上昇します。そして、サウナ室を出ると、いったん元に戻り、水風呂に入ることで再び交感神経が上昇します。このとき、体は日常とは違う過酷な環境に適応するためにアドレナリンを出して、興奮状態にあります。

アドレナリンの血中半減期は2分

しかし、外気浴を行うことで、人体は生命の危機を脱したと感じ、一気に副交感神経優位になります。直前まで交感神経優位に引っ張られていた分、反動がついて、今度は副交感神経側に大きくメモリが振り切れます。

これにより、ふだん、ストレスフルな生活を送っている状態ではたどり着けないほどの副交感神経優位の状態が手に入ります。

しかも、サウナ→水風呂で交感神経が上昇したことによって分泌されたアドレナリンも、まだしばらく残っています。血中半減期（血液に乗って流れている間に効果が弱くなってきて、半分になるまでの時間）は2分です。[※20]

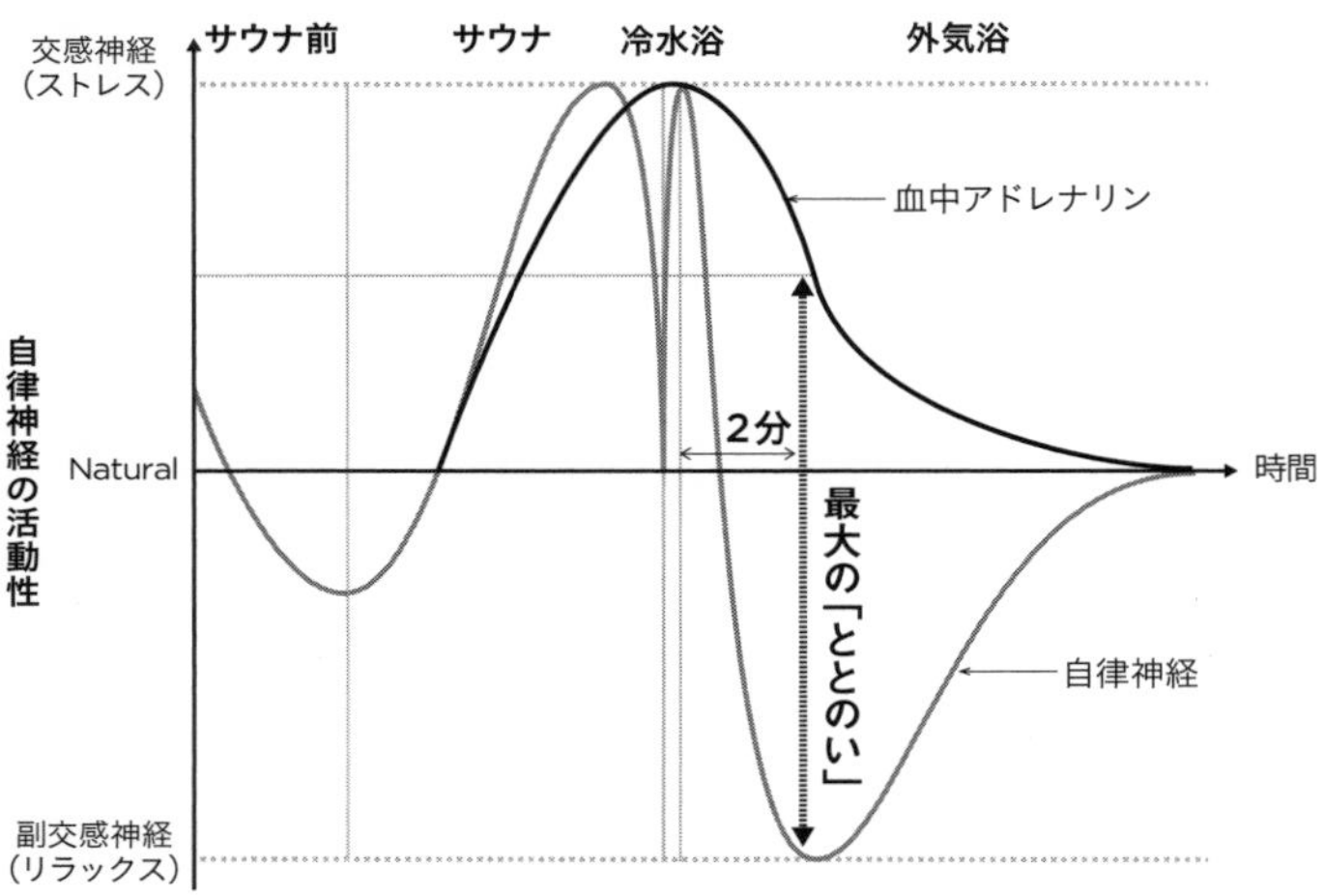

つまり、この2分間は、アドレナリンが残っているのに、かつリラックスしている、ゾーンのような状態になるということです。「リラックスはしているけれど、眠いわけではなく、むしろ清明に意識は晴れている」という、私が感じる「ととのう」の効果とも一致します。

だから、この貴重な2分間を存分に味わうために、水風呂から出た後は、速やかに行動することがとても大切です。

15

ととのうために最重要なのは、動線

真正「ととのい」タイムが2分しかないことを踏まえると、動線がいかに大切か、わかると思います。

私が嫌いなパターンは、フロアが分かれている施設。大都市のホテルに多いのですが、露天風呂があって、浴場があって、2階建てになっているようなところです。外気浴スペースに行くためには階段を上らないといけないので、移動している間に、貴重な2分間がどんどん失われてしまいます。

動線を意識している人はあまりいませんが、医学的にはとても大事。**私の理想を言うと、サウナ→水風呂→外気浴まで、すべて10歩以内に収めたい**です。もし、外気浴スペースがなかったり、移動に時間がかかりすぎたりする場合は、むしろ脱衣所に戻って、扇風機の前で外気浴代わりにリラックスするのも一案です。

（まとめ）外気浴での過ごし方

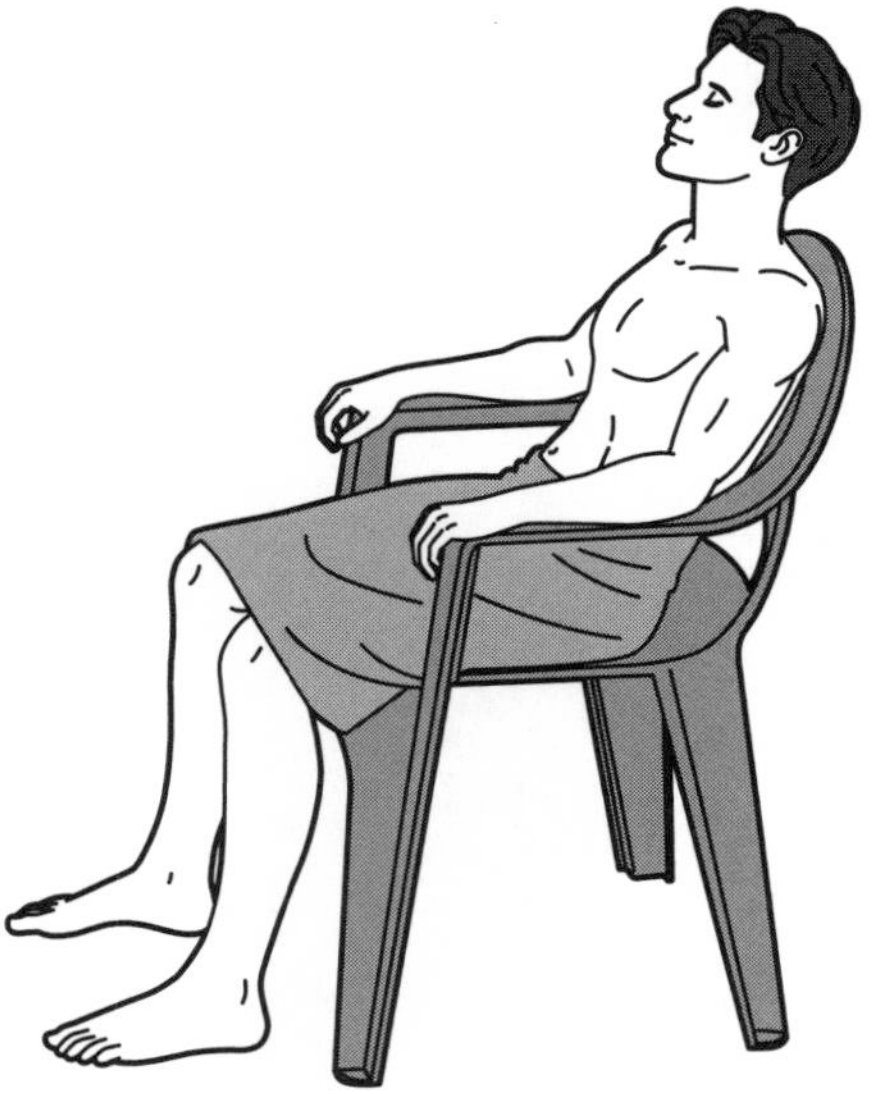

〈やり方〉

・水風呂から出たら手早く体をタオルで拭く
・真正「ととのい」タイムは約２分。速やかに移動する
・横になるorととのいイスに座る
・起立はNG
・外気浴スペースがない、遠すぎる場合は、脱衣所の扇風機前で行う

〈終える目安〉

・5〜10分程度
・足の末端が少し冷たく感じたら

エリート・サウナーに聞く！ 02

札幌慈恵学園 札幌新陽高校 校長／東明館学園 理事長
荒井優（あらい・ゆたか）（45）

株式会社リクルートを経て、ソフトバンク社長室で孫正義氏の右腕を務め、2016年より札幌新陽高校の校長に転身。廃校寸前だった同校の改革に着手し、1年で新入生が155名から322名へ倍増、2年目で大学進学率が3割から6割へと倍増。偏差値ではなく経験知を重視する「探究コース」も新設し、「日本一に本気で挑戦する人の母校」のキャッチフレーズのもと、今では海外や東京からも受験生が集う学校に。2019年7月には佐賀県基山町にある名門進学校 東明館学園の理事長にも就任。

サウナは部活に明け暮れた高校時代に通じる

1年前にサウナの正しい入り方「サウナ室」→「水風呂」→「外気浴」を実践し、はじめて「ととのい」を体験して以来、サウナにハマり、今は月に2回くらいのペースでサウナに行っています。「ととのった！」感覚を言葉で表現するのは難しいですが、「ふわぁ〜」とする感じでしょうか……。体や心が疲れた時に特に行きたくなります。

「サウナに行くぞ」と決めた時から気持ちがウキウキし始めます。実際に行って「ととのう」と、頭がスッキリして、深く眠れるようになります。サウナに行くようになってから体の変化にも敏感になり、健康に気をつけるようにもなりました。

また、知り合いと連れ立ってサウナに行くことも多く、1回でも一緒に入ると、「盟友」と呼べる関係になるのも嬉しい効果です。

これまで様々なサウナに行きましたが、振り返ってみると「誰かと一緒に行ったサウナ」が最も思い出に残っているように思います。

部活帰りに仲間と棒アイスを食べながら歩いていた高校時代——。そんな目の前のことだけに夢中になれた時代を思い出させてくれるような魅惑が、サウナにはあると思っています。

MY BEST SAUNA

外で自然の風にあたりながら「ととのう」サウナが好きです。ロウリュがあることや、混んでいないこともポイントです。

1、森のスパリゾート　北海道ホテル（北海道・帯広市）
https://www.hokkaidohotel.co.jp/stay/hotspring.html
人生で初めて「ととのった」サウナとして、マイベストサウナです。モール温泉も素晴らしいいし、サウナも素敵。露天風呂にある椅子に座って、あふれてくる温泉に足元がつかりながら、「ととのう」のは至高の体験。

2、Sompa sauna（フィンランド・ヘルシンキ）
http://www.sompasauna.fi/?page_id=263
地元有志で運営される波止場のサウナ。ストーブに薪を自分たちでくべて火を調節し、ロウリュをして、体が温まったら、海にザブンと入るという日本では考えられない体験ができる。ヘルシンキのコアなサウナファンたちの社交場で、すぐに仲よくなるのが素晴らしい。

3、鉄輪むし湯（大分県・別府市）
https://www.city.beppu.oita.jp/sisetu/shieionsen/detail11.html
蒸気が下から吹き上げる石室に薬草の石菖《せきしょう》が敷き詰められていて、そこに横になること10分弱。汗だくで出てきた時に思ったのは「これぞ日本の元祖サウナ」。鎌倉時代の一遍上人が開設し、詩人野口雨情が「豊後鉄輪、むし湯の帰り、肌に石菖の香が残る」と詠っている。

第3章

ここまでわかった
サウナの科学

01

サウナ↓水風呂↓外気浴で体はこう変化する

第2章で「正しいサウナの入り方」を紹介しましたが、**結局は、自分にとって一番気持ちがいい入り方をするのがベスト**です。それが最も自律神経を刺激し、ととのいやすくしてくれるからです。

とはいえ、「自分はこれが気持ちいいけど、体に負担がかかっているのでは？」「最近、血圧が高いと言われたんだけど、どういうところに気を付ければいいんだろう」など、不安もあると思います。

そこで、サウナに入ることによって、血圧や自律神経などがどう変化するのかをまとめます。体のメカニズムを知ることで、**「水風呂に入ると血圧が一気に上がるのか。じゃあ、自分は短めにしておこう」**など、**対策をとりやすくなる**と思います。

まず、血流について。中心部と皮膚表面にわけて説明します。

サウナ室に入ると、中心部は減りますが、皮膚表面は熱を放散させるために血管が拡張するので血流が増えます。しかし、水風呂に入ると熱を閉じ込めるために、皮膚表面の血管が収縮し、血流が低下します。その分、血液が中心部に集まるので、中心部の血流は増加します。そして外気浴で、いずれも平常時に戻ります。

心拍数はサウナで上がって水風呂で下がる

心拍数は、サウナ室で上がります。熱いからたくさん血液を回して、熱を放散させなければいけないからです。また、サウナ室にいる時は、血流が皮膚表面に集まっているため、中心部である心臓に戻ってくる血液の量が減ります。そうすると、一気に充塡してドーンと血液を送り出すのではなく、こまめに送り出すことになります。だから、心拍数は上がります。こうして、少ない量をこまめにポンピングしているので、血圧は少し下がります。

しかし水風呂に入ると、心拍数は下がります。

水風呂に入ると血液が中心部に集まり、心臓に血液が大量に戻ってくるため、1回でたくさんの血液を送り出せるからです。水風呂に入ると、心臓がバクバクすることがあると思いますが、それは、1回あたりに送り出す血液の量が増えて、1発1発が大きくなっているということ。水風呂に入ると、一気に血液をドーンと送り出すことで、血管に圧力がかかるため、血圧は急上昇します。そして、外気浴で平常時に戻ります。

血圧は、今説明した通り複雑に変化します。**サウナ室で少し下がり、水風呂に入ると急激に上がり、外気浴で平常時に戻ります。**

続いて、自律神経について。

自律神経は、交感神経と副交感神経にわけて説明します。

交感神経は、生命を脅かすものに遭遇した時に活性化する神経なので、サウナ室に入ると上がり、水風呂でも上がり、外気浴で下がります。

反対に、リラックスしている時に活性化する副交感神経は、サウナ室に入った瞬間は少し上がります。[※21] 寒いところから温かいところに入ると気持ちがいいからです。

実はこの、少しの間、副交感神経が上がるということは非常に大切です。**事前にリラックスしておくことで、後ほど交感神経優位になった時に、エンドルフィンが出る**からです。エンドルフィンは鎮痛効果や幸福感を得られる、脳内麻薬とも呼ばれるもの。これが出ることで、サウナを最後まで快適に楽しめます。

そして、しばらくすると「熱い！」に変わるので副交感神経は下がり、水風呂でも下がり、外気浴で一気に上がります。[※22]

「ととのう」医学的メカニズム

続いて、ホルモンについて説明します。

サウナ室、水風呂に入ると、アドレナリンとノルアドレナリンが出ます。先述のエンドルフィンもサウナ室で交感神経が優位になった時に出ます。

アドレナリンは、疲れや痛みを感じにくくしたり、いつもより力を出せるようになるホルモンです。

ノルアドレナリンは、意欲や活動性、思考力、集中力などを司っています。どちらも、交感神経が優位になると分泌されます。そのため、外気浴をして交感神経が低下すると、これらのホルモンも分泌されなくなります。

ところが、ここで重要なのは、分泌はされなくなるけれど、しばらくは体内に残っているということです。血中半減期は2分なので、2分たっても、まだ半分は残っているということです。

そのため、外気浴をして副交感神経が急上昇しても、50%のアドレナリンとノルアドレナリンが共存しています。だから、奇妙な感覚になるのです。

相反するものが同居しているから、研ぎ澄まされているのに、リラックスしている。これが、ととのうことに大きく寄与しています。

最後に、体内を修復する役割を持つＨＳＰ（ヒート・ショック・プロテイン）について。

ＨＳＰについてはＰ117でも詳しく説明しますが、**ＨＳＰは深部体温が38度を超えるとたくさん出ます。**そして、サウナに入ると1セットあたり深部体温は0・6度上がります。

そのため、平熱が低いと、1セットでは38度に到達しません。例えば、平熱が36度の人の場合は、36＋（0・6×4）＝38・4度になるので、4セット必要だということです。

38度に達することで大量に発現したＨＳＰは、どんどん出続けて、4時間後にＭＡＸになります。その後は徐々に下がっていき、約2時間で終了します。したがって、サウナを出て、ＨＳＰがＭＡＸを迎える4時間後までに食事を補給してベッドに入ると、細胞の修復が非常にスムーズに進むのでおすすめです。なお、40度を超えるとＨＳＰは即座に大量に出ます。だから、サウナに入ってすぐに温度が上がる皮膚表面からは1セット目から出ます。そのため、サウナを出てすぐに肌をトリートメントすると美肌効果が高いです。

サウナ→水風呂→外気浴時の体の変化

		サウナ	水風呂	外気浴
血流	(中心部)	↓	↑	→
	(皮膚表面)	↑	↓	→
心拍数		↑	↓	→
血圧		↘	↑↑	→
自律神経	(交感神経)	↑↑	↑	↘
	(副交感神経)	⤻	↓	↑↑
ホルモン		↑ ・ノルアドレナリン ・アドレナリン ・エンドルフィン	↑ ・ノルアドレナリン ・アドレナリン ・エンドルフィン	↘ ・ノルアドレナリン ・アドレナリン ・エンドルフィン
HSP		深部体温が38度を超えるとたくさん出る	↗	4時間後にMAXに ↗

副交感神経とアドレナリンなどの共存＝ととのう

〈深部体温が38度を超えるために必要なセット数の求め方〉
①38－平熱＝X
②X÷0.6＝必要なセット数

02

サウナ後の脳は「瞑想をした状態」に近い

サウナに入ることで脳の活動も変化しますが、サウナに入っている最中は脳波を測定することができないため、入る前・後の変化を紹介します。

使用したのはＭＥＧ。被験者数は20名。サウナに入る前と、入った後に10分間休憩をはさみ、脳の活動を測定しました。

第1章でも触れていますが、まとめるとこうなります。

【変化①】ＤＭＮの消費量が減る↓脳疲労が取れる
【変化②】α波が正常化する↓決断力と集中力が上がる
【変化③】右側頭頂葉の一部にβ波が増加する↓アイディアが浮かびやすくなる
【変化④】δ波が低下する↓覚醒度が上がる
【変化⑤】頭頂連合野が活性化する↓感覚が研ぎ澄まされてゾーンに入る

サウナに入ることで、脳がスッキリし、決断力と集中力が上がり、アイディアが浮かびやすくなって、覚醒し、ゾーンに入る。

この状態は、たとえるならば瞑想した状態に近いかもしれません。

瞑想を行うと、よくθ《シータ》波が出るといわれます。しかし、動きがゆっくりすぎるため捉えにくく、今回のMEGを使った検証では確認できませんでした。

けれども、瞑想を行うと、DMNの活動性が低下し、過活動による脳のエネルギー消費を低下させるという研究結果が報告されています。[※23] したがって、**DMNの過活動を抑えるという意味では、瞑想に近い状態だと言える**でしょう。

また、P185でも紹介している私の知り合いに、高野山の高祖院というお寺の住職をしているサウナーがいます。彼は東大法学部出身で、IT会社をいくつか立ち上げた後、出家した異色の経歴の持ち主。1年間高野山にこもる修行を終えられたばかりだそうですが、その彼も「サウナでととのった時の、自己の境界線が溶けていくような感覚は、瞑想に近いものを感じる」と言っていました。サウナと瞑想の効果については、今後も研究を重ねていきたいと思います。

03

お風呂とサウナは似て非なるものである

「お風呂に入っても疲れは取れる。サウナとお風呂の何が違うのか？」と思っている人もいるでしょう。

たしかに、お風呂でも体の疲れは取れます。

お風呂の最大のメリットは、血流が改善することでしょう。それによって、疲労物質が押し流されるとともに、副交感神経が優位になり、心身ともにリラックスできます。

しかし、お風呂上がりに仕事をする気にはならないのでは？　すっかりリラックスモードになって、脳もぼんやりしているはずです。

お風呂とサウナの最大の差は、その「脳のスッキリ感」にあります。

お風呂では、体の疲れは取れても、脳の疲れは取れません。

そもそも、ビジネスパーソンが最も苦労しているのは、肉体ではなく、脳の疲れだと思います。デスクワークでほとんど動かされない肉体に対して、脳はつねにフル回転しています。実際、脳の重量は全体の5％に過ぎませんが、消費されるエネルギーは20％にも及ぶほど、脳は酷使されているのです。

したがって、ビジネスパーソンが重視すべきは、血流よりも脳の変化。お風呂で血流が改善することも、もちろん大切ですが、脳に効くかどうかが、パフォーマンスを左右します。

水風呂に入ると脳の洗い流しが進む

お風呂は、水圧によるマッサージ効果と、熱の伝導率が空気に比べて50倍高いことによって、程よい体温に効率よく上がっていきます。そうすると、気持ちがいいので副交感神経が優位になりますが、脳にまで影響を与えることはできません。実際、お風呂に入っている時は、いつも通り自由に思考できると思います。

それに対してサウナは、熱伝導率が低いため、１００度近い高温でも火傷をすることがありませんが、非常に高い温度の空気に包まれます。そうした過酷な環境に身を置くことで、余計なことが考えられなくなり、ＤＭＮの消費を抑えることができます。だから、脳疲労が取れます。

また、水風呂に入って皮膚表面の血管がキュッと収縮することで、体の深い部分の太い血管に血液が集中します。それには脳の血管も含まれるため、脳の血管に血液がぐんぐん巡ります。**実はこの時、脳内の余分な物質の洗い流しが進みます。血流が増えることで物質の入れ替わりが進むからです。**だから、水風呂は非常に大事！

これは余談になりますが、以前、冬の北海道でサウナに入った時、ちょっとした実験をしました。その日は猛吹雪で、気温はマイナス5度。だから、外に出れば、水風呂の代わりになるのではないかと思い、サウナ→外気浴（水風呂代わり）→屋内（外気浴代わり）というステップを踏んでみました。現に、サウナの本場・フィンランドでは、水風呂がない時に雪に飛び込むことがあります。だから、いけるだろうと。

ところが、あまりととのいませんでした。似たような感覚はあるものの、少し違う。やはり、これは熱伝導率が違うからでしょう。空気に比べて水のほうが50倍、伝導率が上がります。このクイックさこそが、ととのうためには必須。だから、水風呂は非常に大切です。

岩盤浴とサウナも大きく異なります。岩盤浴は、遠赤外線を利用して低温（40度程度）で体をゆっくり温めるリラックス方法です。岩盤から発せられる赤外線は、皮膚にエネルギーを吸収されながら減退し、皮膚表面から0・2ミリ程度まで到達します。

それに対してサウナは、高温により交感神経を活性化した後、水風呂でさらに活性化、そして外気浴で副交感神経を上昇させるものです。交感神経をギリギリまで引っ張って、その反動で反対側（副交感神経）に反復させるようなイメージです。結果的に副交感神経が高まる点は同じですが、プロセスが大きく異なります。また、お風呂で行える温冷浴に関しても、体の変化がマイルドなため、サウナで得られる効果には到底及びません。

サウナ・お風呂・岩盤浴では、HSPの発現に差が生まれる

深部体温の変化については、岩盤浴（36～38度）では10分かけて0・3度、お風呂（40度全身浴）は15分かけて0・8度上昇させます。[※24] ちなみに温泉（40度）の場合は、10分で1・0度上昇します。[※25]

ドライサウナ（91度、相対湿度5～18%）では、1セット（15分）で0・4度ほど深部体温が上昇します。ウェットサウナ（60度、相対湿度60%）では、サウナ（15分）で0・8度深部体温が上昇し、その後、水風呂に入ると（22度、2分間）0・2度深部体温が低下します。

したがって、**サウナとしては比較的低温のウェットサウナと、40度の全身浴は、同等の体温上昇効果がある**ことがわかります。

お風呂のＨＳＰ研究を行っている伊藤要子先生[※26]および過去の報告[※27]によると、38度以上の熱が加わると、組織の修復に関与するＨＳＰ70の発現が２倍以上になるそうです。また、**40度を超えるものに関しては即発現し、37度、38度、39度の場合には徐々に上昇し、4時間後に最大化して、その後、急速に平常レベルまで低下する**ことが報告されています。

したがって、体内をメンテナンスするＨＳＰ70が２倍以上になる38度以上を目指すためには、お風呂では20分以上全身浴し続ける必要があります（左のグラフを参照）。平熱が36・8度の場合、ウェットサウナでは２セット以上、ドライサウナでは４セット以上必要になります。

また、顔の皮膚温に着目すると、お風呂、岩盤浴ともに33〜34度でした。[※25]ドライサウナ（70度）では４分程度で38度、10分では40度近くに達し、ウェットサウナ（40度）では10分で37度に達します。したがって、顔の皮膚表面のＨＳＰは、岩盤浴ではほぼ出ず、お風呂では湯舟に20分以上つけないと出ません。それに対してサウナは、４分以上で効果があり、10分入ると即発現します。

以上を踏まえると、体内からも顔の皮膚からもＨＳＰが出現しやすいサウナは、体内のメンテナンスとスキンケアの両面において、非常に優れていると言えるでしょう。

深部体温の変化

お風呂 （40度全身浴）	ドライサウナ （91度、 相対湿度5〜18％）	ウェットサウナ （60度、 相対湿度60％）	岩盤浴 （36〜38度）
15分で**0.8度**上昇	1セット（15分）で 0.4度上昇	サウナ（15分）で **0.8度**上昇し、 水風呂（22度、2分） で0.2度下がる	10分で0.3度上昇

お風呂に全身浴した時の深部体温（鼓膜温）の変化

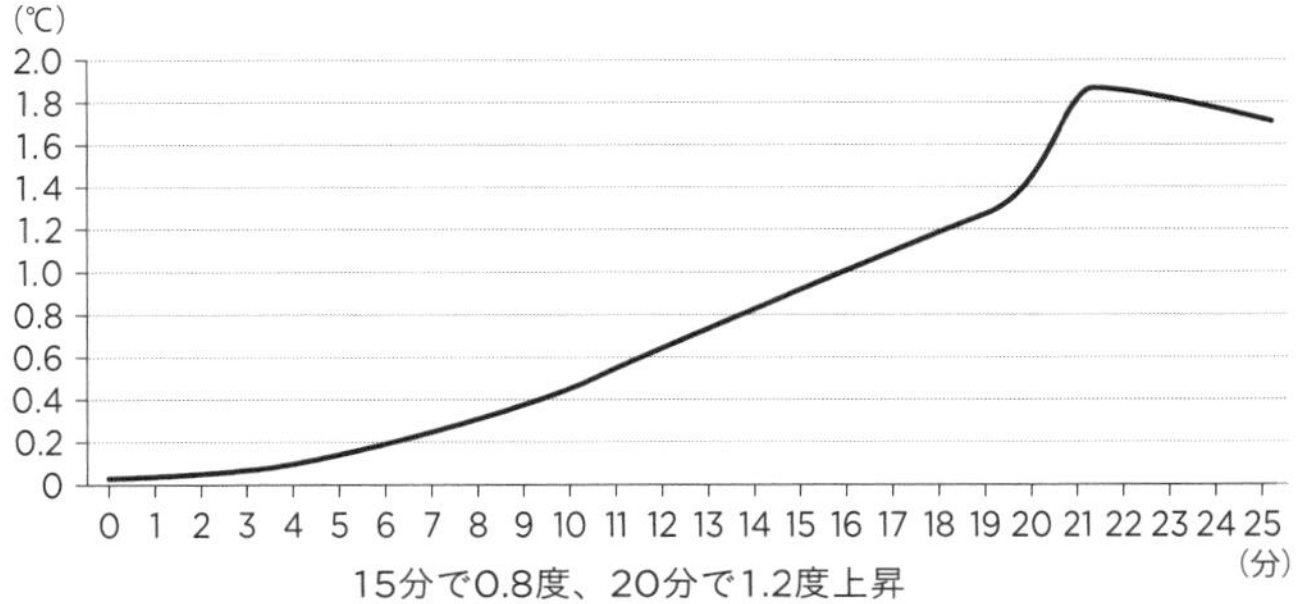

15分で0.8度、20分で1.2度上昇

顔の皮膚温の変化

お風呂	ドライサウナ （70度）	ウェットサウナ （40度）	岩盤浴
33〜34度	4分→約38度 10分→約40度	10分→37度	33〜34度

出典：https://www.youko-itoh-hsp.com/hspとは/hsp入浴法/
壮年期健常女性における岩盤浴と温泉浴が脈波伝播速度に及ぼす影響, 日本衛生学会誌, 2014

04

サウナは毎日入るのが最も健康効果が高い

毎日タスクが山積みで、会食や出張も多いと、「サウナに時間を割くよりも、とりあえず目の前の仕事を片付けたい」と思うかもしれません。その気持ちは、よくわかります。

けれども、心身を休ませることなく、ずっとフル回転していたら、いつか不具合が生じます。直せないほど大きく故障する前に、こまめにメンテナンスをするほうが、長い目で見ると効率的です。自分の体のために、今、時間をとれない人は、後々、さらに大きな時間を奪われることになります。

だから、サウナに行きましょう！

サウナは、**入る日数が多いほど心筋梗塞や認知症、アルツハイマー病のリスクが下がる**ことが報告されています。※28

これは、アメリカのメイヨー・クリニックが２０１８年に発表したレポートです。ちなみに、クリニックという名称が使われていますが、実際は、１８４６年に創設された歴史ある総合病院で、歴代大統領や各界のＶＩＰを診ている、医療関係者の間では有名な病院です。

その、メイヨー・クリニックの報告によると、週に1回しか入らない人と4～7回入る人を比較した時、次のような結果を得たそうです。

・心筋梗塞は52％減少
・アルツハイマー病は65％減少
・認知症は66％減少
・うつ病を主とする精神科疾患は77％減少

サウナに入る人の群は週4回以上が対象で細かい頻度は不明なので、「入れば入るほどよい」と言えるかどうかは、定かではありません。[※29]

しかし、毎日入るほうがいいのは確か。仕事のパフォーマンスが上がるのも確か。毎日、行かない理由はないでしょう。

05

日本人には特にサウナの健康効果が高い理由

働き盛りのビジネスパーソンの間では、「いやぁ、最近血圧が高くて」というような会話が交わされることもあるかもしれません。

実際、**日本の高血圧患者は4300万人いると推定されており、日本人の3人に1人が高血圧**という状況です。「周りはみんな高血圧」だからと言って、安心してはいけません。

高血圧は、脳卒中や心疾患などを引き起こす最大のリスクファクターです。

日本人に高血圧が多い理由の一つに、塩分の過剰摂取があります。

現在、日本人の食塩の目標摂取量は、男性8・0グラム、女性7・0グラム未満に定められています。ところが、厚生労働省の「国民健康・栄養調査」によると、2017年の日本人の食塩摂取量（食塩相当量）は、男性10・8グラム、女性9・1グラムと、男女ともに上回っています。毎日の味噌汁をはじめ、飲み会で出される塩辛いおつまみ、締めのラーメンなど、ビジネスパーソンの大好物は、たいがい塩分が多いことが影響しているかもしれません。

塩分を過剰に摂ると、血管がパンパンになって血圧が上がる

そもそも、なぜ塩分をたくさん摂ると高血圧になるのかという理由を、簡単に説明します。

塩分を摂りすぎると、血液の中に塩分がたくさん含まれることになります。すると、塩には水を引っ張る性質があるため、周辺の細胞の中から水を引っ張ってきて、血液の量が増えます。これは、血管というホースの中に水がパンパンに入っているようなものです。だから、血管の内側にかかる圧が高まり、高血圧になります。

しかし**サウナに入ると、汗を大量にかくことで塩分と水分が排出されるうえ、血管も拡張します**。つまり、高血圧になる要因を排除することができるのです。

日本は、銭湯文化によってサウナのインフラが整備されているサウナ大国です。厚労省によると、2016年における日本の公衆浴場は25000軒ほどであり、そのうち、正確な数はわかりませんが、10000軒ほどはサウナを併設していると推察されます。いつでもどこでも、安価にサウナを利用できる環境は、世界に誇る財産です。この環境は、食塩過剰、高血圧といわれる日本人にとって、非常にメリットがあると言えるでしょう。

06

血管の弾力性が増し、心臓病のリスクが低下する

いくら仕事が波に乗っているとはいえ、ある日突然バタンと倒れるような事態は避けなくてはいけません。

しかし、日本人の死因第2位は、心疾患です。狭心症（心臓に運ばれる酸素や栄養が足りない状態）や、心筋梗塞（血管が完全に詰まって血流が途絶えた状態）もこれに含まれます。

そして、狭心症や心筋梗塞の引き金になるのが動脈硬化です。

動脈硬化というのは、血管が硬くなること。本来、血管はゴムのように弾力がありますが、動脈硬化が進んだ血管は、茹でる前のマカロニのようにカチカチになります。

血管は第2の心臓とも呼ばれ、血管が伸びたり、縮んだりすることで血液を送るのをアシストしています。そのため、血管がカチカチになると、本来は二人三脚で行っている血液循環を心臓だけで行う必要が出てきます。つまり、心臓の仕事量が増えるということ。

仕事量が増えた心臓は、自分自身を大きくすることで、なんとか役目を果たそうとしま

す。しかし、大きくなった分、自分自身もより多くの血液（栄養）が必要になります。ところが、血液の通り道である血管はカチカチで、通り道自体も狭まっているケースが多いため、心臓に十分な血液が運ばれず、狭心症や心筋梗塞を起こしてしまうのです。

血管という有能なアシスタントが機能しなくなったせいで、ついに仕事が回らなくなってしまったというわけです。

しかし、サウナは、有能なアシスタントをサポートしてくれます。

実は、サウナに入ると血管の弾力性が上がる※30のです。それにより、心臓のハードワークを防ぎ、狭心症や心筋梗塞のリスクを低下させることができます。

サウナは血管エクササイズになる

なぜ、サウナに入ると血管の弾力性が増すのでしょうか？

これは私の推測ですが、**サウナに入ることで自律神経が刺激され、血管が強制的に伸び縮みさせられるから**だと思います。

血管は自律神経によってコントロールされていて、交感神経が優位になると血管は収縮し、副交感神経が優位になると拡張します。

サウナに入ると、交感神経と副交感神経が交互に活性化するため、まるで血管エクササイズが行われるようなものだということです。

血管の弾力性が増すと、アルツハイマー病のリスクも低下する

実は血管の弾力性が増すと、心臓病だけではなく、アルツハイマー病を予防する効果も期待できます。

たまに、こういうことを言う人がいますが、あなたは大丈夫でしょうか?

「健康診断で、上の血圧が高かったけど、下の血圧は低かったから大丈夫」

本人としては、なんとなくバランスが取れていると感じているのかもしれませんが、全然大丈夫ではありません。この状態は、アルツハイマー病にもつながる恐れがある、とても深刻な状態です。

まず、血圧について簡単におさらいしておきましょう。

血液は心臓から出ると血管に入ります。血管は、通常は弾力のあるホースのようになっていて、広がったり縮んだりしながら、血液を全身に運びます。ところが、血管が弾力を失い、カチカチになると、広がったり縮んだりすることができません。すると、心臓はものす

ごく頑張ってギューッと縮まないと、血液を全身に届けられなくなります。その結果、心臓から勢いよく血液が流れ出ることになり、上の血圧が高くなります。

下の血圧は、心臓がふくらんで、血液を吸い込むときにかかる圧力です。血管のアシストがあれば、心臓が頑張らなくても血液は戻ってきます。しかし、血管がカチカチになっていると、心臓が大きく吸い込まないと血液が戻ってきません。そのため、血管がカチカチになっている場合、心臓が大きく血液を吸い込むので、下の血圧が低くなります。

つまり、血管がカチカチになる、すなわち**動脈硬化が進むと、上の血圧は高くなり、下の血圧は低くなる**ということ。そして、上と下の血圧を引き算したもの（脈圧）は大きくなります。この、脈圧というものは非常に重要で、実は**脈圧が大きい人ほどアルツハイマー病になりやすい**という報告があります。[※31]

しかし、サウナに入ると血管の弾力性が上がるため、脈圧を下げることができます。その結果、アルツハイマー病に対する予防効果を得られるということです。

07

認知症になるリスクが66％減

□名刺交換をした人の名前が出てこない
□席を立って歩き始めたら、何をするつもりだったかわからなくなる
□以前はスケジュールを頭で管理できたのに、最近は手帳に書かないと忘れてしまう
□簡単な計算に時間がかかる
□漢字を思い出せない

年々こういうことが増えて、「もしかして認知症かな」と、怖くなったことがあるかもしれません。

しかし、サウナを習慣にすれば、そんな不安も払拭できます。サウナには、認知症を予防する効果もあるからです。

東フィンランド大学が、フィンランドの東部に住む男性（42〜60歳）2315人を対象に、

サウナの入浴頻度と認知症発症リスクの関連性を調べたところ、驚くべき結果が得られたそうです。

それは、**ほとんど毎日サウナに入る人は、週1回以下しかサウナに入らない人に比べて、軽度の認知障害になるリスクが66%も低かった**というもの。

P120で紹介したメイヨー・クリニックの報告[※28]にもあった通りです。

認知症やアルツハイマー病の原因物質が洗い流される？

なぜこのような効果があるのか、詳細なメカニズムはまだ明らかになっていませんが、私は、脳の血流が関係しているのではないかと思っています。

脳はとても大事なので、細菌やウィルスなどの異物が侵入しないように、脳血管の壁は隙間なく頑丈に作られています。しかし、その分、物質交換が起こりにくく、認知症やアルツハイマー病の原因となる不要な物質が溜まりやすくなります。しかし、**サウナに入ることで水分をはじめとする物質の交換が促進され、不要なものが洗い流されます。**これが、認知症予防に一役買っているのではないかという考えです。

もう一つのメカニズムと考えられるのが、睡眠改善によるものです。サウナに入ると、睡眠の質がよくなると述べましたが、細かく言うと、ノンレム睡眠の中の深い睡眠の割合が増えます。世界で最も権威のある科学誌である「サイエンス」誌に2013年[※32]と2019年[※33]に掲載された報告によると、ノンレム睡眠時には、脳が全領域同期して休息し、その間に脳脊髄液がさざ波のようにおしよせて脳をクリーニングすることが報告されました。認知症の原因となる、脳内で不要となった老廃物も洗い流されるということです。

今後も研究を重ね、メカニズムを解明していくつもりです。

08 うつ病予防とプチうつ改善に劇的効果あり

うつ病を発症する人は、軽度のものから重度のものまで合わせると、年間約500万人にも及ぶといわれています。これは、労働人口の13人に1人に当たる数。社内や身近な人を見ても、うつ病で休職をしている人が意外といるのではないでしょうか。

サウナは、うつ病のリスクも軽減します。肉体的なものに効果があるのは、なんとなく理解しやすいと思いますが、精神的なものにまで好影響を与えるというのは驚きかもしれません。

私も、なぜサウナがうつ病のリスクを低下させるのか不思議に感じました。「うつ病の人は単にサウナへ行く気力がなくて行けていないからサウナーにはうつ病患者が少ないと思われているだけでは？　うつ病の人にサウナに入ってもらって本当にうつ病が良くなるのか、逆の研究が必要だ」と思っていました。

そして、偶然にもその機会が訪れることになりました。

きっかけは、私が北海道のテレビ番組に出演したこと。番組では、ＭＥＧを用いたサウナ研究を取り上げていただきました。すると、その番組を見た一人の男性が、「ぜひサウナ研究の被験者になりたい」と、私の勤務する病院へ連絡をくれたのです。

動きが遅く、元気がない重度のうつ病患者が、サウナで回復

その人は、うつ病を長く患っていて、20年ほど薬を飲む生活が続いており、薬を飲まないと動けなくなるとのことでした。ところが、番組で紹介した正しいサウナの入り方を試してみたところ、薬を飲まなくても3日間ほど調子よく生活できたそう。だから、「薬を飲んでも、こんなに調子はよくならないのにスゴイ。医学的に大変なことが起こったかもしれない！」と思い、連絡してくれたそうです。

そして、計測を行う北斗病院（帯広市）からは１２０キロほど離れているところにお住まいだったので、無理しないでくださいね、と前置きをしたうえで来てもらうことにしました。

当日は、とても調子が悪そうでした。動きが遅く、元気もありません。大丈夫ですかと尋ねると、「長年患っているので予兆があります。ＭＥＧで計測するときに症状が出ていな

いと意味がないと思って、調子が悪いタイミングに合わせてきました」とのこと。

臨床研究としては、被験者に負担をかけるような研究デザインは認められないので、その旨を伝えましたが、「大丈夫。自主的にそのようなタイミングで来たんだから、ぜひ測ってください。それに、症状が出ているんだから、サウナに入って調子をよくしないと帰れません」ということで、実験を開始することになりました。

そして、サウナ前の計測をして、いよいよサウナへ。心配なので私も一緒にサウナに入りました。すると、**2セット目以降は別人のように動きが速くなり、話し方もスムーズになったのです。**あまりにも変化が劇的だったため、とても驚きました。これは非常に貴重なデータになると思いますが、被験者が1人しかいないため、科学的な議論をすることはまだできません。

しかし、サウナのうつ病に対する効果を考えるうえで、重要なものとなることは間違いないでしょう。事実、それから、さらにうつ病とサウナの論文を探してみたところ、**サウナは、マイルドなうつ病の人に効果がある**というレポートもありました。※34 今後も研究を続けていきます。

サウナは一種の刺激療法

どうしてサウナがうつ病に効くのか。薬を服用する以外の、うつ病の治療法をみると、サウナが効果を発揮することは決して不自然ではありません。

うつ病の治療法としてメジャーなのは、薬を服用することだと思います。しかし、薬による治癒率は、残念ながらそれほど高くはなく、驚くべきことに効果が高いと言われている方法は、「ＥＣＴ（電気けいれん療法）」という、電気ショックを与える方法です。最初に筋弛緩剤を打って、筋肉が過剰に収縮しないように準備をしてから、頭部にバーンと電気を流す。電気刺激により、脳内に治療的影響を与えて効果を得るというものです。高い効果を発揮しますが、記憶喪失が起こったり患者さんへの負担が大きく、通常は他の治療が効かない場合か、重症のうつ病の人に限られます。だから基本的にはできません。もう少し手軽な方法として、外から脳を磁気で刺激する治療法もありますが、効果が少し下がります。

こうした、電気や磁気による「刺激」は、サウナにも通じるものがあると思います。サウナ室で「熱い！」となり、水風呂で「冷たい！」となる。脳が混乱して、活動が盛んになる。だから、**サウナはマイルドな電気刺激に近い、刺激療法となりえるのかもしれません。**

09

免疫力が高まり、風邪やインフルエンザにかかりにくくなる

大事なプレゼンやイベントが迫っている時、最も強く意識するのは「絶対に体調を崩してはいけない」ということではないでしょうか。もしも当日、風邪やインフルエンザにかかってしまったら、これまでの努力が水の泡。また、通常の業務においても、風邪やインフルエンザで1週間ほどダウンしてしまったら、一気に仕事が滞ってしまいます。

だから、残業続きで心身ともにくたくただけど、エナジードリンクを飲んだり、手洗い・うがいを徹底したりして体調を死守する。意識が高いビジネスパーソンは、自分の体調を管理するために、様々な努力をしていることでしょう。

こうした、普段の体調管理にも実はサウナが役立ちます。サウナには、免疫力を上げる効果があるからです。

というのは、サウナに入ると、これまで話してきたようにHSPが出ます。HSPは、熱でダメージを受けた細胞を修復しますが、その細胞には、免疫細胞も含まれています。だ

から、**免疫細胞が修復され活性化**します。その結果、免疫力が上がり、風邪やインフルエンザなどの感染症にかかりにくくなるのです。

少し前の研究になりますが、1990年にオーストリアのウィーン大学が、サウナと感染症にまつわるユニークな論文[※35]を発表しています。

50人の対象者を2グループに分け、25人は週に2回以上サウナに入るグループ、残りの25人はサウナに入らないグループとして、両グループの風邪の罹患率を6か月間にわたって調査したというものです。

すると、**サウナに入る人はそうでない人に比べて、約50%も風邪にかかる率が低かった**そう。しかも、前半の3か月間は、両者が風邪を引く確率はあまり変わらなかったけれど、後半の3か月間は大きな差が現れたそうです。

これは、サウナを日常に取り入れたことで、免疫力が上がったと考えられます。サウナに入ると仕事のパフォーマンスが上がるうえ、パフォーマンスを最大限発揮できる体もキープできるというのは、ビジネスパーソンにとって朗報だと思います。

10 女性のほうがサウナの感受性が高く「ととのい」やすい

最近、私の周りでは女性サウナーが増えています。Ｐ143にも登場する山井梨沙さんは、アウトドアブランドであるスノーピークの副社長。２０１４年にアパレルブランドを立ち上げ、たった5年で売り上げを10倍に伸ばした立役者です。また、ビリギャルのオリジナルである小林さやかさんも、最近サウナにハマったばかり。「講演活動で疲弊していたけど、サウナに入ると調子がいい」と言っていました。

サウナは、主に男性が利用しているイメージが強いかもしれませんが、実は、女性サウナーも多く存在しており、第一線で活躍している女性たちは、その魅力に気付いています。

そして、男性と女性とを比較すると、女性のほうがサウナの感受性が高く、ととのいやすいと言えます。なぜなら、**ホルモンの分泌や自律神経の反応性を比較した場合、女性のほうが大きくなる**からです。[※36]

ホルモンというと、女性ホルモンをイメージするかもしれませんが、そうではありません。増加するのは、快楽ホルモンであるβエンドルフィン、母性に関連するプロラクチン、幸せホルモンといわれるオキシトシン、代謝に関連する甲状腺ホルモンなど。[※37] ストレスホルモンと呼ばれる、アドレナリン、アルドステロン、コルチゾールなどの増加も報告されていますが、これは、ストレスに反応して分泌されるものなので、過酷な環境であるサウナに入った時に出ることは、自然なことだと言えるでしょう。

幸せを感じ、ダイエットにもなる

つまり、サウナに入ることで、快楽を感じ、母性が高まり、幸せな気持ちになって、代謝が上がる。また、冒頭で説明したように、肌がきれいになり、やせ体質にもなる。**女性にとってサウナは、最高の習慣**なのです。

なお、この研究は閉経前の女性が対象で、閉経後の女性との比較研究はないため、閉経後に感受性の度合いがどう変化するかは不明です。おそらく、男女差が小さくなるだけでしょう。

今後ますます、女性サウナーは増えていくのではないでしょうか。

11

塩サウナで肌がつるつるになる、本当の理由

塩サウナで体に塩を塗り込むと、肌がつるつるになると思います。もしかすると、「ザラザラしたもので肌を磨いているから、皮脂が取れてきれいになるのかな」と思っている人もいるかもしれません。

しかし、塩サウナで肌がつるつるになる本当の理由は、「皮脂が取れたから」ではありません。答えはむしろ逆。**「新しい皮脂によってコーティングされたから」**です。

まず、塩を体に塗ると、浸透圧（塩が水分を吸収する力）によって汗がたくさん引っ張られます。それに加えて、サウナ室の熱によって交感神経が活性化され、交感神経が支配している「アポクリン腺」が刺激されます。アポクリン腺から出る汗は白濁していて、脂質やたんぱく質などを多く含んでいます。これは、「皮脂膜」という、肌を保護する薄い膜の元となるもので、肌に潤いを与える天然の保湿成分のようなものです。

つまり、塩を体に塗ると、新しい皮脂を作り出せるということ。古い皮脂は、水分を保持

する能力が落ちているので、皮膚はカサカサになりますが新しい皮脂は保水力が高くみずみずしいつるつるの皮膚になります。

だから、**塩を体に塗ったら、すぐに洗い流すのではなく、せめて5分程度（皮膚表面の塩が汗で溶けるまで）は待ちましょう。**そうすると、新しい皮脂が出やすくなります。

塩サウナで塩を塗り込むことで、新しい皮脂を分泌することはできますが、古い皮脂や角質を溶かすことはできません。溶けるのではなく、新しい皮脂や汗が出ることによって、置き換わるというのが正しい表現になります。

一部のサイトには、古い脂や角質が溶けるという情報が載っていますが、全く溶けません。皮脂の主成分である脂肪酸は食塩では溶けませんし、皮脂の融点は60度くらいなので、サウナ室では到達しません。

また皮膚の角質はケラチンとケラチンの間をうめる脂質から構成されます。皮膚は体のバリアなので物理的、化学的に安定しており、ケラチンは塩では全く溶けません（海で体が溶ける人はいないでしょう?-）。脂質はケラチンの間をうめて、水分の保持や酸性になることで自己を浄化する作用もあります。塩サウナに入って皮膚がつるつるになるのは、新しい脂質によって水分が保持できるようになりバリア機能が上がるためです。

12 サウナの照明は暗いほうがいい

サウナの照明は、施設によって明るいところや暗いところなど様々です。TVを設置しているところも多いので、明るい光を目にするケースが多いかもしれません。

しかし、「ととのい」を追求するならば、少し暗いほうがよいでしょう。なぜなら、明るい光を見ると、人体は日中の活動時間だと認識し、温度のセットポイントを高めにセットするからです。すると、脳は「これから温度が上がるぞ！」と身構えてしまうので体にあまり負荷がかからず、交感神経が活性化しにくくなります。[※38] それによって、交感神経↓副交感神経の振り幅が小さくなり、結果的にととのいにくくなります。

ちなみに、参照した論文はサウナに入る前に明るい光か暗い光を見る、という実験を元にしたものなので、**サウナだけではなく、脱衣所や浴室、外気浴スペースも少し暗いほうが、ととのいやすくなる**と思います。

また、光を浴びると、熟睡ホルモンであるメラトニンの量も減るので、深い睡眠も得られなくなります。

朝入る場合は、明るい照明のほうがいい

それを踏まえると、夜ではなく、朝に入る場合は、照明は逆に明るいほうがいいでしょう。先ほどお伝えしたように、明るい光を浴びると温度のセットポイントが上がって体が活動モードに入り、サウナによる負荷が減ります。

夜の場合は、たっぷり負荷をかけて、交感神経と副交感神経のギャップを楽しんで熟睡すればよいのですが、朝は、これから活動をする時間帯です。体に負荷がかかり過ぎると眠くなってしまうので、むしろ明るい照明を見て、脳をシャキッと目覚めさせましょう。

ただし、明るい光と言っても、TVを見るのはおすすめできません。せっかく余分な情報を遮断し、自分の内側に集中できる環境に身を置いているのに、垂れ流される情報を入れてしまうと、ととのいにくくなります。

エリート・サウナーに聞く！ 03

株式会社スノーピーク 代表取締役副社長・CDO
山井梨沙（やまい・りさ）（32）

2012年にスノーピークに入社し、2014年同社アパレル事業を立ち上げる。その後、2018年より企画開発本部長として同社プロダクト開発、業態開発全般の責任者を務め2019年より代表取締役副社長・CDOに就任。「スノーピークのキャンプとサウナが一緒になったら最強！」と、サウナー専門ブランドTTNEと協業でのテントサウナの開発にも従事。乞うご期待！

キャンプとサウナは体験価値が近い

２年ほど前、ニューヨークの友人に連れられて、ロシア式サウナに行ったのが、サウナにハマったきっかけです。もともと、お風呂自体も嫌いで、ましてや水風呂なんて絶対に無理！と思っていました。その時も、水シャワーで済まそうとしていたのですが、他の友人たちが水風呂に入った後、あまりにも気持ちよさそうだったので、意を決して水風呂を初体験。その後、世界がめっきり変わり、初めてサウナのよさに目覚めました。今では多い時は週１回行っています。

もともとメンタルはかなり強いほうですが、無意識に仕事の負担などで自律神経が弱っている時など、サウナに入ると、人間性が蘇るように感じます。サウナ→水風呂→外気浴を繰り返していると、中身が入れ替わったように完全復活し、肌もつやつやになります。働く女性にこそ、サウナって必要だと思います。またサウナを通じて感度の高い友人たちと出会えるのも嬉しい。いいところしかありません。

実は、スノーピークが提供しているキャンプと、サウナって、体験価値がとても近いんです。自然に身を置いて人間性を取り戻し、焚火を囲んで人間関係が深くなるキャンプと、サウナ室でフィジカルとメンタルをととのえ、サウナ飯を食べて仲間と絆を深めるサウナ。親和性のよさを改めて認識し、キャンプ×サウナで最強の体験ができるよう、テントサウナの開発も予定しています。

MY BEST SAUNA

仕事柄、キャンプ地で社員と一緒にテントサウナに入ることが多いです。タトゥーを入れているので、タトゥー可のところも選択基準。

1、晩成温泉（北海道・大樹町）
https://www.town.taiki.hokkaido.jp/soshiki/kikaku/shoko/bansei_onsen.html
ヨウ素イオンを高濃度に含んだ全国でも珍しいヨード泉で、お肌にもよい。温泉から見える太平洋の雄大な眺めも素晴らしく、サウナ後の外気浴も最高。

2、キャンプ地でのテントサウナ
キャンプ地で社員とテントサウナに入るのは至福の時。薪窯を囲みながら、永遠に、熱い話やくだらない話をくりかえして、最後はやっぱり「焚火とサウナって似てる」という結論で、盛り上がる。

3、新宿天然温泉 テルマー湯（東京・新宿）
http://thermae-yu.jp/
新宿駅徒歩９分というアクセスも素晴らしく、繁華街にも近い便利な場所。サウナや水風呂、外気浴もバランスよい。今のところ、女性はファッションタトゥーをしていても入館ができることもポイント。

第4章

目的別・こんな時には この入り方

01

眠気を飛ばしたい朝ウナ《あサ》は1～2セット、眠りにつきたい夜サウナは3セット～

脳をシャキッとさせたい朝は、基本的に1～2セット。

それに対して、シャキッとはさせるけれど、しばらくしたら眠りにつきたい夜は3～4セットが基本です。それぞれの私の入り方を紹介します。

【朝ウナ】お風呂全身浴1分（冬の場合。夏は水シャワー）→サウナ5分（脈拍110／分まで）→水風呂10秒→水より少しぬるいシャワーを浴びて終了（外気浴はなし）

この後、おいしいコーヒーを飲んで仕事に出かけます。これで頭がシャキッとします。

朝サウナに入ると日中の快適性が上がり、疲れが軽減するという報告があるので、朝ウナは非常におすすめです。※39

最初にお風呂に入るのは、その方がサウナに入った時、気持ちがいいと感じるからです。

これは人や季節によって違うので、自由にアレンジしてみてください。

そして、サウナはいつもより短めにして、水風呂は体の表面をさっと冷やす程度にします。外気浴は行いません。というのは、通常通りに行って体に負荷をかけると、交感神経と副交感神経のスイッチングが大きく行われるため、サウナ後に副交感神経が急上昇してしまうからです。**そうすると、末梢の血流がよくなるため、足先がポカポカして体温を逃がし、DPG（深部体温と末梢温度の差）が縮小し、眠くなってしまいます。**

天気のよい日や、気持ちがよい季節や場所なら、外気浴を少し行うこともあります。サウナによく入る人は2セットでもいいと思いますが、慣れていない人は負荷がかかりやすいので1セットにしましょう。

【夜サウナ】お風呂全身浴2分（冬の場合。夏は水シャワー）→サウナ7分（脈拍120～130/分まで）→水風呂1分→外気浴5～10分→水分補給

これを3～4セット行います。体に大きく負荷をかけることで、交感神経と副交感神経の振り幅が大きくなり、DPGも縮小するので、ぐっすり眠れます。

02

時差ボケ解消は、寝たいかどうかで入り方が違う

海外出張が多いビジネスパーソンにとっては、時差ボケも課題の一つだと思います。仕事を発注している工場を視察したり、現地のトレンドをチェックしたり、契約書に判をもらうために交渉をしたり、ただでさえプレッシャーで疲弊しているのに、そこに時差ボケが重なる。そして、なんとか仕事をやり切って帰国すると、さらに時差ボケが生じて心身ともにくたくたに。「手っ取り早くシャキッとしたい」というのが最大の願いだと思います。

DPGを利用すればいつでも眠れる

そんな時は、サウナへ駆け込みましょう。時差ボケの原因は、体内時計のリズムが崩れることにありますが、サウナは、体内時計とは別の次元で心身をととのえてくれます。

その理由も、ＤＰＧ（Ｐ38参照）をコントロールすることにあります。**ＤＰＧは体内時計とは無関係に達成されるため、寝たいタイミングでサウナに入ればぐっすり眠れます。**さらに、一度ＤＰＧが縮小すると、体内時計に働きかけることができるため、時差ボケがリセットされます。

しかし、帰国して、サウナ→熟睡というわけにはいかないケースもあるでしょう。

そこで、「寝たい時」「起きていたい時」の、それぞれのサウナの入り方を紹介します。

【寝たい時】４～5セット

【起きていたい時】1セット（軽めに）

寝たい時は、いつもより多めに４～5セット行いましょう。ＤＰＧの縮小が促されて熟睡できます。

起きていたい時は、体の内面を強く反応させるのではなく、少し刺激を与えるくらいがおすすめです。だから、軽めに1セット。水風呂は表面を冷やすだけでいいので、10秒くらいで十分です。

03

徹夜明けこそサウナに入って深睡眠を

多忙なビジネスパーソンは、ときには夜通し仕事をすることもあるかもしれません。徹夜とまではいかなくても、睡眠不足は日常茶飯事でしょう。

そんな時こそ、サウナで深い睡眠を得るのがおすすめです。

もちろん、**意識が朦朧《もうろう》として足元がふらつくような状態の時はやめておきましょう。転倒したり、サウナ室の中で眠ったりすると危険です。**

しかし、眠さが一周して、逆に冴えている「徹夜ハイ」のような場合は、サウナが非常に有効です。ととのいやすい条件がそろっているため、とても効きます。3～5セット、しっかり入りましょう。

「そんなにガッツリ入らなくても、徹夜明けなら十分眠れる」と思うかもしれませんが、体内時計がずれているため眠りの質が低下します。体は普通に朝だと思って活動しようとしているため深部体温が上がり、ＤＰＧが縮小しなくなります。それにより、眠りが浅くなってしまうのです。

また、**せっかくなら、脳のコンディショニングやＨＳＰによる組織修復も得たいので、深部体温が38度に達するように3〜5セット入るのがおすすめ**です。

徹夜明けでも寝てはいけない時は１セット＋１時間の仮眠

徹夜明けにもかかわらず、どうしても働かなくてはいけない場合は、思い切ってサウナに入って軽く仮眠をとりましょう。

１セット、パパっと入って小一時間眠ってください。

そのためにも、休憩所があるサウナ施設に行くとよいでしょう。早朝から営業している施設も多く、中には短時間で安い料金コースを設定しているところもあります。

たとえば、名古屋・福岡にあるウェルビーは、24時間営業していて、早朝は１時間１０００円で入れるところがあります。カプセルホテルも併設しているので、出張の際にも便利です。

04

「プレゼン前」「とにかくクタクタ」「美容目的」などケース別の入り方

ケース①
朝イチに大事なプレゼンがある→直前に1～2セット

瞬間的にビジネスのパフォーマンスを上げたい場合は、直前に行くのがよいでしょう。DMNの過活動が抑えられ、脳の覚醒度が上がり、ゾーンに入りやすくなります。ただし、3～4セット入ると眠くなることもあるので、軽めに1～2セットでOK。

ケース②
脳も体もクタクタ→就寝の4時間前に3～4セット

脳や体のメンテナンスには、夜にしっかり入るのがおすすめ。HSPは出現してから4時間後に最大値を記録します。したがって、その時に眠りについていると細胞の修復がスムーズに進み、メンテナンス効果が上がります。

なお、**食事は必ずサウナの後にとりましょう。**サウナ前に食事をとると、サウナに入った時に交感神経が優位になることで消化が滞り、気持ち悪くなることがあります（消化活動を司っているのは副交感神経のため、交感神経が優位になると消化が悪くなる）。

（例）19時：サウナ開始（事前に風呂2分を追加して、温め効果を上げるのもおすすめ）

21時：サウナ飯

24時：就寝

ケース③
第一印象をよくしたい（美容効果）→夜、ウェットサウナを3～4セット

サウナの種類は好みでセレクトしていただいてかまいませんが、美容目的の場合は、なるべく70度以上のサウナを選んでください。P119の表「顔の皮膚温の変化」を見るとわかるように、低温のサウナや岩盤浴などはNGです。なお、皮膚のHSPはすぐに大量に発現するので、サウナ後に保湿をして、修復をサポートしましょう。そして、体によいサウナ飯をとり、なるべく早く寝てください。

05 デスクワーク疲れにはサウナ室「マッサウジ」が効く

肩凝り、腰痛、眼精疲労など、デスクワーク疲れが蓄積しているビジネスパーソンのために、サウナ室で行えるマッサージを考えました。名付けて「マッサウジ」。

マッサウジのすごいところは、とにかく効くところ。

体が温まった状態でマッサージを行うと、「筋肉がほぐれるから効くんだろう」と思われるかもしれません。たしかに、入浴後に行うマッサージには、そういう側面があります。

しかし、マッサウジは、それだけではありません。実は**サウナだからこそ得られる脳の変化が、マッサウジの効果を飛躍的に高める**のです。

私は、がんの遺伝子検査を専門とする医師ですが、薬を使わない治療の研究もしています。研究を始めたきっかけは、薬以外の方法で、がんの人の痛みを緩和できないものかと考えたからです。

そうしてたどり着いたのが鍼《はり》治療です（現在は、日本鍼治療標準化学会の代表理事も務めています）。

鍼治療は、ミステリアスな印象があるかもしれませんが、決して非科学的なものではなく、体のメカニズムを利用した神経生理学的なアプローチです。体の反射区に刺激を与えることで、下行性抑制（脳が筋肉を緩ませる指令を出すこと）を起こし、筋肉を緩ませます。

そして、いざ真面目に解析してみると、日本に数人しかいない凄腕《すごうで》の鍼灸師が処置をすると、とても高い鎮痛効果を得られることがわかりました。しかも、患部そのものには刺しません。それなのに、高い鎮痛効果が表れているのです。

「マッサウジ」は、脳に働きかけて痛みをとる

その理由を探るべく、150人ほどMEGで脳を測定した結果、非常に興味深いことがわかりました。これは今、論文にまとめている最新の研究結果です。

解析前は、てっきり、痛みがある部分に直接働きかけて作用しているのだと思っていました。ところが、実際は、「痛みの調節領域」に働きかけていたのです。

痛みというのは、記憶や感情など、色々なものが合体して反応が現れます。たとえば、子供に注射をするとき大泣きしているときに刺すと子供は非常に痛く感じますが、気をそら

して刺すとあまり痛く感じません。

鍼も同じで、色々な情報を統合して反応が現れるため、もともと効きやすい人と、効きにくい人がいます。

その色々な情報を統合する場所が頭頂連合野とよばれる部分であり、驚くべきことに鍼治療で痛みがやわらいだ場合とサウナに入った場合の変化が類似していたのです。たしかにサウナに入った後の鍼治療はすごく効きます。さらに進化させるべく、詳細なメカニズムを研究しているところですが、これを応用して考案したのがマッサウジです。

ここでは、代表的なデスクワーク疲れである、「肩凝り」「首凝り」「眼精疲労」「腰痛」の対処法を紹介します。なお、反射区と無関係の部分をもみほぐすのは、一時的には除痛物質が出て麻痺するものの、根本的解決にはなりません。これから紹介する箇所をマッサージする方が効果的です。

なお、このマッサウジは「ほくと鍼灸院」の坂口友亮先生のご協力のもと、作成しました。

マッサウジ「肩凝り」

大胸筋とひじ周りには、肩凝りに関連するツボが集結しています。
深呼吸をしながら、リラックスして行いましょう。

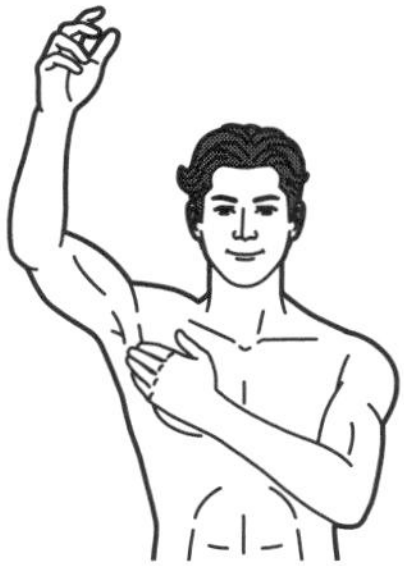

① 痛い方の肩を上げ、反対の手で大胸筋（胸や脇の下のあたり）をつかむ。つかむと気持ちがいい部分があるので、そこを探して押す。

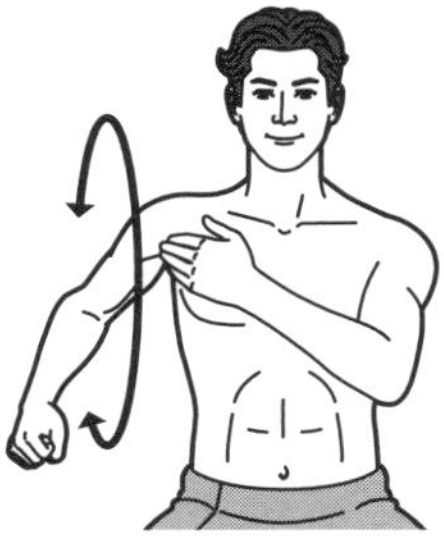

② 気持ちがいい部分を押しながら、肩全体を後ろへゆっくり回す。腕を回すのではなく、肩甲骨を動かすようなイメージ。柔らかくなったら、今度は前へ回す。

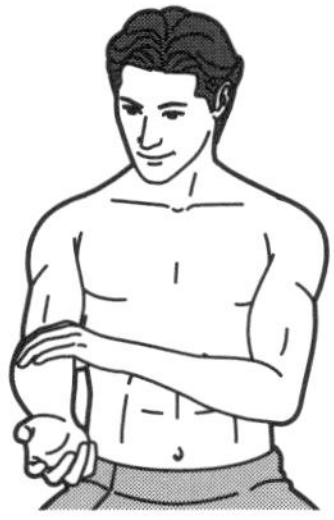

③ 手の平側を上に向け、手首からひじの辺りまでの腕の側面をはさむようにしてもむ。ひじ周りには肩凝りに関連するツボが集中しているので、実は肩凝り解消に効果的。あまりぐりぐりせず、軽く押すくらいでOK。

マッサウジ「首凝り」

友達と一緒のときはコレ。頭の重みを支えてもらい首をフリーにすることで、よりダイレクトに効果を発揮します。

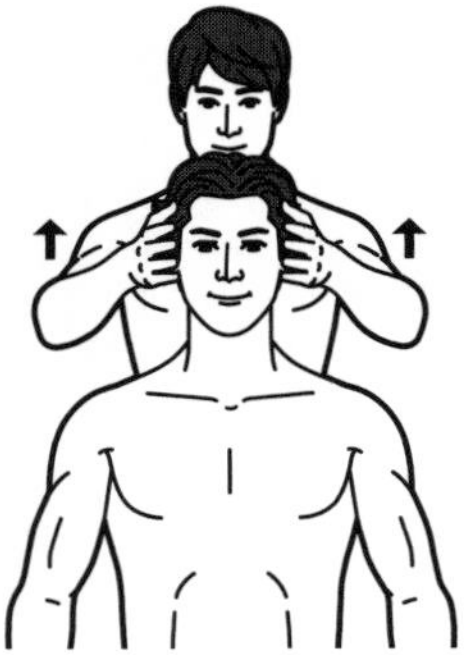

① 相手に、自分の頭を支えてもらい、首をまっすぐにする。グッと押さえつけるのではなく、軽く上に引き上げて、頭の重みを支えてもらうイメージ。

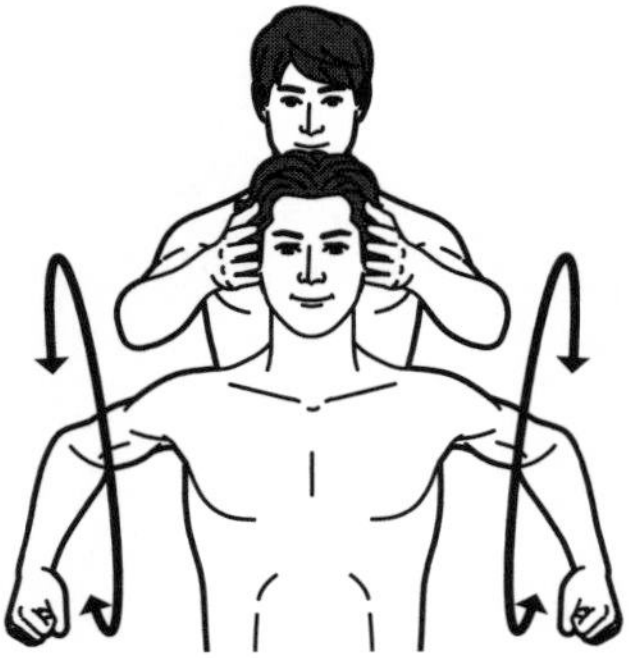

② 支えてもらった状態で、両肩をゆっくり前へ回す。肩の周りがほぐれてきたら、後ろにも同様に回す。

マッサウジ「眼精疲労」

遠くが見えにくいと首を前に出すように、後頭部と眼は連動しやすい部分。首をほぐすことで眼精疲労が回復します。

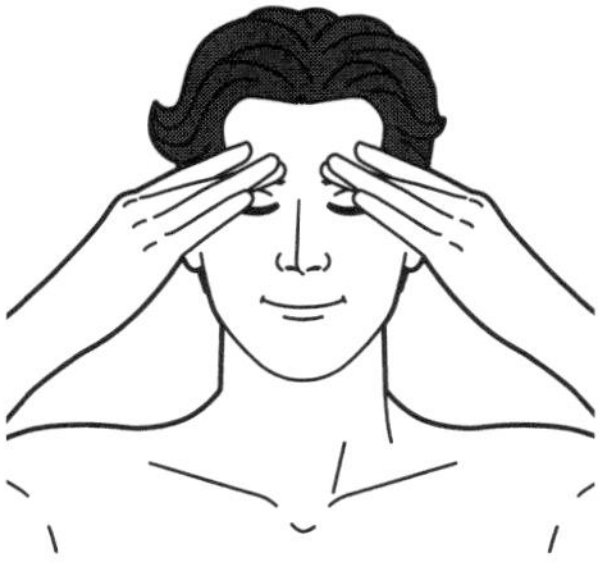

① 目のまわり（こめかみ、目頭、眉頭、下まぶた）をやさしくマッサージする。

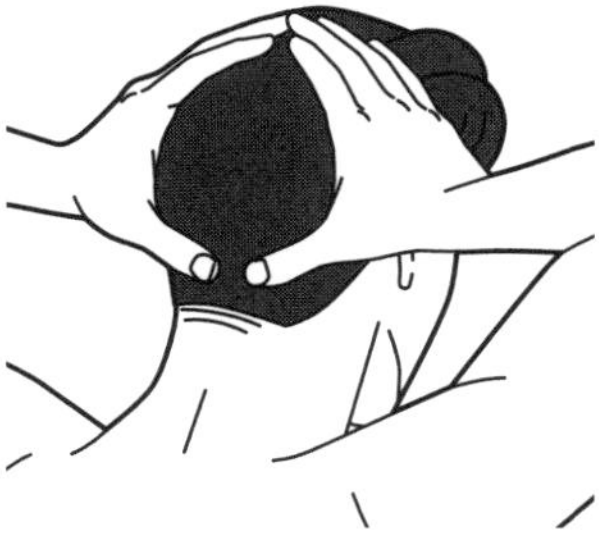

② 首の後ろの、襟足のあたり（少し盛り上がっていて、押すと痛気持ちいい部分）をマッサージする。親指を使って、小さな円を描くようなイメージ。首の凝りにも効果的。

マッサウジ「腰痛」

ふくらはぎをもんだり、足の指をひろげると腰痛が改善します。サウナに行ける程度の軽度のギックリ腰にも有効です。

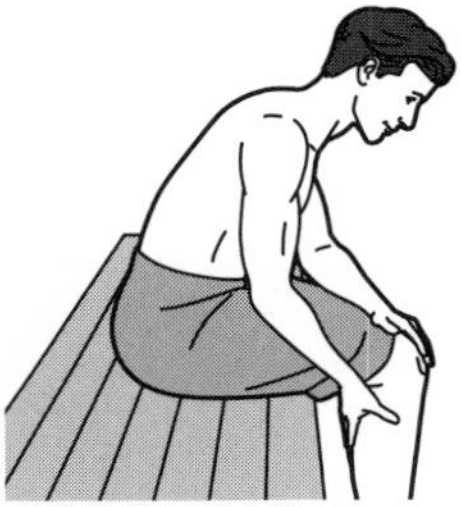

① ふくらはぎをマッサージする。ぐりぐり押すのではなく、やさしくさするようなイメージ。

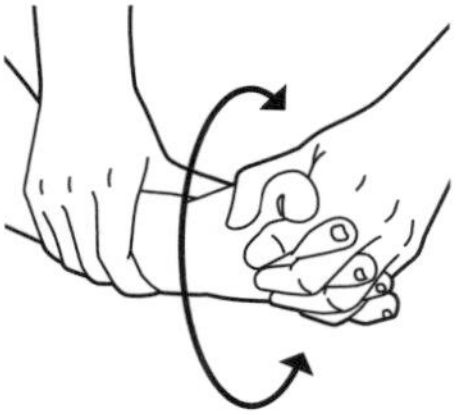

② 足の指の間に手の指を1本ずつすべてはめ、足の甲の足指のすじをひろげるように手指を深く組む。そのままゆっくりぐるぐる回す。

06

飲んだ翌朝、サウナに入っていいかは手の甲の血管で判定

「サウナでアルコールを抜く」と言って二日酔いの時に限界まで汗を出している人がいますが、非常に危険です。

そもそも、汗をかいてもアルコールは抜けません。

二日酔いというのは、血液の中にアセトアルデヒド（アルコールの代謝物）が残っている状態を言います。**アセトアルデヒドは汗として出にくい性質があるため、サウナに入っても解消されません。**

また、お酒を飲んでいると、トイレが近くなると思います。しかも、水のように薄い尿がジャージャー出ますよね。これは、アルコールを摂取したことで、尿の「再吸収」が阻害されたからです。

通常、尿は、腎臓の回路を通っていく間に徐々に濃縮されていきます。水分は生命にとって貴重で大事なものなので、水分が再吸収されて濃い状態のものが出るようにできて

います。

ところが、アルコールを飲むと、その再吸収が阻害されます。そのため、水分もそのまま尿と一緒に出て行ってしまい、体は脱水状態になります。

そんな状態でサウナに入って汗をかくと、さらに脱水してしまうため危険です。

じゃあ、どうやって脱水を解消すればいいのかというと、水を補いつつ、待つ。基本的にはそれしかありません。体にアルコールが残っていると、水を飲んでもほとんど再吸収されないため、薄い尿として出て行ってしまいますので、肝臓で代謝されるまで待つしかないのです。

したがって、**二日酔いの時は、基本的にはサウナに入らない方が安全です**。特に、すごく気持ちが悪い、頭が痛いという場合は絶対にやめておきましょう。サウナに入ると一時的に感覚は麻痺するかもしれませんが、後になって悪化する可能性が高いです。

けれども、困ってしまうのは、二日酔いの程度が軽い場合でしょう。

「なんかスッキリしないけど、気持ちが悪いわけではない」「ひどい頭痛がしていたけど、だいぶ治まってきた」というような場合は、入っても大丈夫なのか迷うと思います。

そこで、サウナに入っても大丈夫かを判定できる、簡単な方法を紹介します。

【方法】イスに座り、姿勢を正して、手をひざの上に置き、手の甲の血管を見る
【判定結果】血管が普段よりペタっとしている→入らないほうがいい
　　　　血管が普段と同様、ぷっくりしている→入っても大丈夫

手の血管を見ることで、脱水か否かをチェックすることができます。**脱水の時は、手の血管が平たんになる**のです。血管の色も目立たなくなりますが、色よりも、ふくらみ具合で判定してください。

ただし、血管のふくらみ具合は個人差が大きいので、いつもの自分の状態を把握しておき、それと比較するようにしてください。なお、チェックする時に手を上にあげると、血管は必ず平たんになるので、ひざの上に置いた状態で確認しましょう。

この脱水チェックは簡単に行えるのでサウナ前に限らず、気になったらいつでも自分の体の状態を把握するためにやってみてください。

07

久々に筋肉痛！アイシング→サウナで即回復

「さすがに運動不足だから体を動かそう」と、休日にジョギングや水泳をして筋肉痛になってしまったことがあるかもしれません。あるいは、得意先回りで歩きすぎて、足が痛くなることもあるでしょう。そういう場合も、サウナが有効です。

体を使いすぎたことによって痛みが生じている時、その筋肉は炎症を起こした状態にあります。筋組織がプチプチと切れて傷ついているのです。そして、炎症が起こると、周囲までダメージが広がっていきます。漢字は違いますが、火事の延焼と同じです。

また、炎症が起こると、酸素や栄養を消費して低酸素状態になり、ダメージを受けたところが窒息しそうになります。放置しておくと治りが遅くなるため、炎症が広がらないようにすることが大切です。

そこで、まずは炎症が広がるのをストップさせ、それから、回復を目指します。

具体的には、**アイシング→サウナというステップを踏むと、効率よく患部のダメージを**

回復させることができます。

アイシングで炎症している組織の「延焼」を防ぐ

だから、まずはアイシングをします。アイシングをすると温度が下がり、炎症細胞の活動が低下します。それにより、炎症が起こっている箇所のダメージを最小化することができるので治りが早くなります。また、血流を低下させることで神経伝達が妨げられ、痛みも緩和します。

こうして、炎症の広がりをくい止めた後は、サウナの出番です。サウナに入ることで血流が増加すると、細胞に栄養をたくさん届けることができるので回復が早まります。また、HSPも出るため、ダメージを受けた細胞の修復が早まります。

具体的には、次のような方法がおすすめです。

①アイシングをする……保冷剤や氷をタオルに包んで、10～15分ほどあてる（冷たさや痛みなどの感覚が消えるまで）。

②少し時間をおいてから、状態をチェック……次のような反応がなければ、サウナへGO

□痛みはないか？
□腫れていないか？
□熱を持っていないか？
□赤くなっていないか？

③サウナに入る……３～４セット

アイシングは、筋肉疲労が激しいアスリートも行っているポピュラーな方法です。それにサウナを組み合わせることで、より効率的に健やかな肉体を取り戻すことができます。

エリート・サウナーに聞く！ 04

Icaria株式会社 代表取締役社長（CEO）
小野瀬隆一（おのせ・りゅういち）（28）

三菱商事にて船舶ファイナンスに従事しながらサイドビジネスで民泊事業を全国展開。2018年にIcaria株式会社を創業。「人々が天寿を全うできる社会の実現」をミッションに掲げ、名古屋大学発ベンチャーとして日本が誇る素材力を用いて生体分子を捕捉し、AI（人工知能）を組み合わせて医療に応用することで、わずか一滴の尿から、高精度でがんを早期発見する検査を開発。

サウナで大局観や大義を取り戻す

サウナに入ると心身が完全にリセットされて思考が明快・前向きになるため、モヤモヤしている時や疲れている時に行く事で、気持ちを切り替えています。特にスタートアップをやっていると日々荒波に揉まれている状態なので、目の前の火の粉を振り払うのに精一杯になってしまい、大義を見失いがちです。

しかし一度サウナに入るとその全てから解放され、思考をリセット出来るので、大局観や大義を取り戻すのに適していると感じています。これはスタートアップに限らず、様々な業務や情報の波に晒されて自分自身を見失いやすくなっている現代人全員に通じるのではないでしょうか？

また仕事を進める上でも役立っており、一緒にサウナに行くと初対面でも親しくなれますし、難しい相談事や新しい取り組みをサウナで話すと、自然と前向きな方向に話が進む事が多いです。解決すべき問題は何で、どうすれば最速でそれが実現できるのか、自分の想いも交えて語ると、視野もひろがり、自分自身のモチベーションも高まるのを感じます。

忙しさから人間関係が希薄になる中で、限られた時間の中で、世間の喧騒から離れて頭と体をリセットしながら、静かな空間で友人との時間も楽しめることが、サウナブームの背景にあるのではないかと考えています。

MY BEST SAUNA

まず湿度と温度が高いウェットサウナである事が一番大切。その次に重要視するポイントは水風呂と外気浴。水風呂は18度以下、外気浴は外で風通しがよい場所が好み。さらに言えば、サウナ室は広くてセルフロウリュができて、水風呂は広いだけでなく深く、外気浴は寝っ転がれる事が理想です。

1、ゲストハウスLAMPザ・サウナ（長野県・野尻湖）
https://lamp-guesthouse.com/sauna/
野外にあるサウナを貸切で利用出来るため、男女で入る事ができ（水着着用）、セルフロウリュもやりたい放題。更に水風呂は川の水なので雪解け水を楽しめるし、外気浴は長野の自然を満喫できる。野尻湖ダイブや、冬は雪へのダイブも楽しめて、極上の自然を味わえる最高のサウナ。

2、サウナ&カプセルホテル北欧（東京都・上野）
https://www.saunahokuou.com/
サウナ室の温度が高く、何より外気浴のスペースの風通しがよい独特の空間でお気に入り。真ん中に温かいお風呂があり、外気浴の後に湯に浸かるのも気持ちいい。

3、スパ　ラクーア（東京都・後楽園）
https://www.laqua.jp/spa/
外のスペースにあるフィンランドサウナはセルフロウリュが出来る事が魅力です。また、交代でアウフグースのサービスもやっています。サウナの後、ハートランドの生ビールが飲める点もお気に入り。

第5章

日常生活への
サウナの取り入れ方

01

行きつけの「ホームサウナ」は、心身のコンディショニング効果を高める

サウナを日常に取り入れるためには、自分にとって通いやすく、そして、安全に楽しめるサウナを見つけることが大切です。

私がホームサウナを選ぶにあたって、気にしている項目は次の通りです。

□場所（通いやすいか）
□値段（毎日行ける程度か）
□客層のサテラシー（サウナ＋リテラシー）
□混み具合
□サウナの種類（私はフィンランド式が好み）
□水風呂（広さ・温度、手すりの有無）
□外気浴の有無

□ととのいイスの数と種類
□動線

全てが100点満点のサウナはありません。こだわるあまり通う頻度が少なくなるよりは、そこそこのところに毎日行った方が健康効果は高いです。したがって、**「ホームサウナ」は「そこそこよい」ならば合格点**。結局、行き慣れたサウナが一番よいサウナなのです。

近所にどんなサウナがあるか知りたい場合は、「サウナイキタイ」(https://sauna-ikitai.com)というサイトが便利です。登録されている全国約7000件のサウナを、エリアやサウナのタイプ、ロウリュの有無などのこだわり条件で検索できます。

行き慣れないサウナはDMNを使う

行き慣れたサウナのほうが、より一層、脳をコンディショニングしやすくなる利点もあります。行き慣れないサウナだと、人間は若干緊張してしまうため、行きつけのサウナでは気にならないことが気になり、落ち着かないからです。そうするとDMNが作動してゴチャゴチャ考え始めてしまい、脳疲労が取れにくくなります。

02

最高に「ととのう」理想のサウナとは？

私の理想のサウナは、次のようなものです。

□混んでいない
□外気浴できる場所がある（十分な数のととのいイスがある）
□サウナ、水風呂、外気浴の動線はすべて10歩以内にある
□サウナの収容人数と水風呂、外気浴の収容人数が合っている
□サウナが目的別に2つある（しゃべってもよい「コミュニケーションサウナ」と、おしゃべり厳禁の「メディテーションサウナ」。設計も、前者は会話をしやすいように真ん中にロウリュがあり、それを囲んで座れるようにする。後者はライトを暗くして、周囲の人が見えない、気にならないように。ラーメン「一蘭」のようにお一人ブースを作るのもよいかもしれない）
□水風呂は深いところだけではなく、浅い場所もある（深いところで最初に頭まで沈ん

で、後は、浅いところで浮遊して横になりたい)

□水風呂の水の循環は、人がいるときは自動センサーでオフになる(羽衣がとれないように)

□水風呂に手すりがある

□水飲み場はサウナと水風呂の間にある

□水飲み場においしい塩が置いてある

□タオルは使い放題

□壁全体に、ドローンで撮ってきた世界の絶景(360度カメラの映像)を投影し、5G技術でそこのセンサーとリンクさせて、現地の音や風、できれば匂いなども再現!

もし、本当にこういうサウナがあれば、今まで経験したことがないほど、ととのうことができるかもしれません。いつかこういう最高にととのうサウナを作ってみたいです。

03 こんなサウナは危険である

通いやすいサウナが一番だと思うので、あまり否定的なことは言いたくありませんが、健康を害してしまっては元も子もありません。

そこで、最低限「こういうサウナはやめたほうがいい」という基準を記します。

□ドライで無駄に熱いサウナ（目も皮膚も乾燥する）
□思いやりのない熱すぎる熱波（アウフグース）をする施設（火傷する恐れがある）
□不衛生（感染症にかかる恐れがある）
□飲み水がない（脱水症状を起こしやすい）
□水風呂に手すりがない（転倒すると危険）

ドライサウナは、目も皮膚も喉も乾燥します。ドライ、ウェットは、個人の好みによるとはいえ、**入った瞬間に顔がパリパリに乾燥して痛くなるようなところは、やめたほうがいいでしょう。**

熱波で気を付けないといけないのは、単純に危険というのもありますが、「その場を出にくい」ということです。日本人の気質的に、みんなが盛り上がっている時に一人だけ退出するのは、なかなか難しいです。同様に、最近はサウナヨガを行うところもありますが、これも出にくいというデメリットがあります。無理は禁物。熱いと感じたら我慢せず、「ありがとう」と言って退出すれば大丈夫です。座っている場所によっても出やすさに差があると思うので、**初めて参加するイベントの場合は、入り口付近や1段目など、退出しやすい席を取るといいでしょう。**

不衛生な施設は論外です。気持ちいいと思えません。

また、飲み水がないと、こまめに水分を補給することが難しくなります。脱水症状を起こしやすいので注意が必要です。

水風呂から出る時は、血圧が急激に変化したことによってフラつきやすくなります。念のため、手すりをつかんで出ることを習慣にしましょう。

04 行く時間がない？ サウナで「打ち合わせ」「1次会」をすればいい

私は基本的に毎日サウナに入っています。なぜ毎日行けるのかというと、夜の会食やミーティングもサウナで行うことが多いからです。

「サウナでミーティングなんて、熱いし無理なのでは？」と思うかもしれませんが、それこそが、サウナミーティングのいいところです。**とにかく熱いので、ダラダラ続けようとする人は一人もいません。どうでもいい話も出てこないので、無駄な時間を省けます。**

大手人材サービスグループの研究機関「パーソル総合研究所」と、立教大学の中原淳教授が6000人のビジネスパーソンを対象に行った調査によると、無駄な社内会議による損失の推計は、1年間で約67万時間にも及ぶそうです。無駄と感じる要因として影響している主なものは「会議が終わっても何も決まっていない」「終了時刻が延びる」だそう。

それを踏まえると、やはりサウナミーティングは最高です。

まず、サウナミーティングでは、書類やiPad等を持ち込めないため、参加者は皆、事前に資料を読み、内容を頭に入れています。この時点ですでに、会議が始まってから初めて資料に目を通すような無駄な時間が省かれます。また、私の場合は、あらかじめゴールを設定して臨むので、何も決まらないということはありません。

そして、当然ながら長く続けていると辛いので、10分もあれば終了します。また、セルフロウリュができる施設はコミュニケーションが進み、アイスブレーキングにつながるのでよりおすすめです。いつもスーツでお目にかかっていた方と、裸と裸の極限状態で膝を突き合わせると一気に親しくなれます。取りつくろう余裕もないので、その人の本質的な部分も見えてきます。**サウナは、人との距離を縮める、ソーシャルコミュニケーションの場でもある**のです。

ただし、サウナミーティングは静かにサウナに入りたい人に迷惑がかかるため、他の人がいない場合に限ります。もし、他にも誰かいる場合は、サウナのコワーキングスペースを利用するとよいでしょう。

また、サウナ室内のミーティングは、ブレストのように意見を出し合う目的のミーティングには熱くて思考が巡らないため、不向きです。その場合も、サウナに入ってみんなでととのえた後に、コワーキングスペースやサウナ飯で話し合うといいと思います。ミーティング相手に異性がいる場合も、この方法なら問題ありません。

飲み会の1次会をサウナにするのもメリットが多いです。

まず、何よりも健康的です。通常は、1次会でも2次会でも食べて飲み、3次会でも飲んで、カラオケ。胃も肝臓も疲弊し、体力も睡眠時間も削られていきます。

ところが、1次会をサウナにするとどうなるでしょう。

まず、サウナでととのい、2次会ではご飯がおいしく感じられます。お酒も少量ですぐに酔っぱらってしまい、しかも眠くなるため、2次会でお開きになることが多いです。金銭的にも合計5000円もあれば、サウナとサウナ飯の両方が楽しめます。

1次会をサウナにする場合、私が重視しているのはトリップ感です。

イチオシは、東京・笹塚のマルシンスパ（男性専用ですが…）。

ここは、「はじめに」でもお伝えした通り、ビルの10階にあり、外気浴では大都会を見下ろすことができる「天空のアジト」です。サウナ飯は、近くにある代田橋の沖縄タウンでとるのが気に入っています。そこに、三線のライブをしてくれるお店があり、泡盛を飲みながら音楽を聴いていると、なんだか合宿をしているような気がしてきます。「明日、7時にロビーに集合ね」という幻聴が聞こえてきそうなほど、トリップ感があって面白いですよ。

05

相手との関係性別・サウナデートの方法

一気に仲よくなりたいならアウトドアサウナ

まだそれほど親しくない相手と距離感を縮めたい場合は、アウトドアサウナが最適です。アウトドアサウナというのは、屋外で自然を感じながらサウナを楽しむこと。**非日常的な空間で、お互いの本質的な部分がむき出しになるので、一気に仲よくなれます。**

私が経験した最高のアウトドアサウナは、真冬の北海道で行ったもの。知り合いの土地を借り、屈足湖《くったりこ》の湖畔にテントサウナを建てて行いました。

テントサウナの中では、知人が用意してくれた地元北海道産のヴィヒタ（主に白樺の葉がついた枝を束ねたもの。あらかじめお湯で浸して柔らかくしておき、それを使って体をたたく）で、バシッ、バシッとマッサージ。体にあたる度、白銀のモノトーンな世界で、鮮烈な緑の香りを味わえて非常に気持ちがよかったです。サウナ好きの友人たちとロウリュもしました。そして水風呂は、湖で代用。氷結した湖面にチェーンソーで穴を空けて、ドボンと飛び込みました。湖の温度は0・6度しかありませんでしたが、あまり寒く感じなかったです。自然環境がそうさせるのか、テンションが上がっているからなのか、それはまだ解明できていませんが、最高に気持ちがいいことは確かです。これがもしデートで相手もサウナーだったら、盛り上がること間違いなしです。

アウトドアサウナはハードルが高いと思うかもしれませんが、イベントを活用すれば手軽です。たとえば、2019年の夏に沖縄で行われたコロナビールのイベント。真夏の沖縄のビーチで、落ち着いた音楽を聴きながら、夕暮れ時に浜辺でサウナに入る。スペシャル感がたまりません。

2019年の年末には、人気ドラマ『サ道』とコラボした、スカイツリーサウナも人気を博しました。これは、スカイツリータウン4階にある屋外スペースにテント型のサウナを設営し、仲間と一緒に水着で入れるというもの。スカイツリーが眼前に迫る空間で、極上のととのいを得られると評判でした。

今後は、「グランピング（グラマラスなキャンピングの意味）×サウナ」が流行するかもしれません。サービス化の動きが進んでいるので、道具がない人でも、気軽に楽しめるようになると思います。

最近喧嘩が多いなら、サウナ→サウナ飯デート

そもそもサウナがデートに向いているのは、サウナに入った後は、平和な気持ちになっているので、喧嘩をすることがまずないからです。いつもだったら気にさわる相手の言動も、「まぁ、いいか」と受け流せます。自分だけではなく相手もそうなので、本当に喧嘩になりません。

さらに、ご飯もおいしく感じられるので、デートそのものが楽しくなります。

サウナ飯は、なるべくサウナを出た直後にとるのがおすすめです。あまり時間が経過すると、独特の心地よさが減少してしまいます。サウナに食事処が併設されていればそこでもいいですし、歩いて行くにしても、せいぜい10分程度で行けるところがいいと思います。施設外で食事をする場合は、予約をしておいて、それに合わせてサウナに入るのがいいかもしれません。

サウナそのものを2人で楽しみたい場合は、としまえんの近くにある「庭の湯」がおすすめです。ここのサウナは、水着を着て男女で一緒に入れます。

06

ドーパミン中毒になる、サウナ依存症に注意

すっかりサウナにハマり、サウナで過度の刺激を得ようとすると「サウナ依存症」になることがあります。

依存症として有名なのは、ギャンブル依存症でしょう。賭け事に勝つことで、ドーパミンという快楽物質が分泌され、その快楽を得るために、ギャンブルにのめりこんでしまう症状です。

誤ったサウナの入り方をしていると、そんな、自分でもどうしようもなくなってしまう状態に陥ることがあります。

サウナ依存に陥るメカニズムはこうです。

これまでも説明してきたように、人間は、危険な事態に遭遇した場合、それを切り抜けるために交感神経が活性化し、筋肉や血管が反応します。たとえば、火事場の馬鹿力というのは、交感神経が活性化した結果、通常ではありえないほどのパワーが出ることを言い

ます。

こうして、交感神経が活性化している時は、心身を興奮状態に導くアドレナリンが分泌されています。アドレナリンはある程度ストックされていますが、一時的なものなので、たくさん出ると在庫が枯渇します。そこで、空になったアドレナリンを一から生産するために、原料が使われます。その原料が、ドーパミンです。

ドーパミンは、意欲、記憶、学習、行動、認識、注意などに影響を与える脳の神経伝達物質で、本来は、何かを成し遂げて達成感を得ると分泌されます。そのため、ドーパミンの分泌量が正常で安定していれば、物事への意欲を維持しやすくなります。

しかし、**ドーパミンが過度に分泌されると、ドーパミンの効きが悪くなり、より多くのドーパミンが分泌されないと快楽を得られなくなります。**それが依存性を生みます。

もちろん、快楽を感じ、サウナにハマるだけなら、問題にはなりません。毎日入ればいいだけですし、毎日入る方が健康効果も高いからです。

サウナで過度の刺激を求めてはいけない

ここで問題になるのは、短絡的に過度の快楽を得ることにあります。これまで紹介してきたサウナの入り方であれば心配ありませんが、いたずらに温度を乱高下させて、アドレナリンを枯渇させ、過度にドーパミンを分泌させると依存症に陥ります。

そうすると、ドーパミンを放出する神経細胞が怠け者になり、自然に放出する代わりに、サウナで簡単に放出されるのを待つようになります。そのため、日常生活においても意欲が低下し、サウナに入らないとイライラするようになります。

こうした**サウナ依存を防ぐためには、適切な入り方をすることが大切**です。たとえば、サウナ室を出る目安である「脈拍が平常時の2倍」というのは、軽いジョギングをした程度の脈拍に過ぎません。交感神経を活性化するといっても、この程度の刺激で十分なのです。

それにもかかわらず、我慢大会のように限界まで入ったり、水風呂に入る前にさらに熱いシャワーを浴びたり、下限である16度を大きく下回る水風呂に長時間入ったり、わざと羽衣ができにくい水風呂にしたり、10セット近く繰り返したりして刺激の強さを求めていると、ドーパミンの効きがどんどん悪くなって、行動がさらにエスカレートする悪循環に陥ってしまいます。

サウナに入るのは、仕事のパフォーマンスを上げるため、健康効果を得るためです。むしろ害になるような危険な入り方は、絶対にやめてください。

エリート・サウナーに聞く！ 05

高野山高祖院 住職

飛鷹全法（ひだか・ぜんぽう）（47）

東京大学法学部卒、東京大学大学院総合文化研究科超域文化科学専攻博士課程中退（比較日本文化論、南方熊楠研究）。ITベンチャーの立ち上げ、伝統芸能の海外公演プロデュースなども手がける。経済産業省主催の海外富裕層誘客事業（ラグジュアリートラベル）の委員等を歴任。2011年高野山の僧侶となり、2013年より高野山高祖院住職に。

仏教の瞑想への関心にも通じる

サウナー歴は22歳の学生時代からもう20年以上になります。もともと、眼精疲労がひどく、サウナに入るとすっきりすることに気づいたのがきっかけでハマり、27歳のころにはライフスタイルの一部に組み込まれました。パソコンによるオーバーワーク時など、体のバランスを回復させるのには不可欠ですし、疲労の蓄積しがちな海外から帰国して、まず向かうのもサウナです。

高野山に入る前はほぼ毎日行っていましたが、高野山にはサウナがないので、麓に下りた時や出張の時などに、隙あらばサウナ。行先の近くにどんなサウナがあるのか調べるのが習慣化しています。

今から考えると、私がサウナに行きだした頃は、ちょうどITブームの始まりの時期で情報化社会の幕開けのタイミング。今や、私たちは、気づけばSNSのタイムラインを眺めてしまうような情報化社会の只中にあって、常に情報摂取過多の状態です。サウナには、そのインプット過剰な状態から、心身のバランスを回復させる機能があるのではないか、と感じています。

逆説的ですが、いわば「意味」が過剰な時代において、「意味」から逃れ得る場所というのが、情報化社会におけるサウナの「意味」。マインドフルネスのブームによって、仏教の瞑想に関心が集まっているのと、通じるものを感じています。

MY BEST SAUNA

発汗を左右するので、サウナ室の湿度は気になります。そしてなんと言っても水風呂。十分なサイズがあって、水が環流してきれいであること、そして温度は17℃前後が望ましい。

1、仙川湯けむりの里（東京都・仙川）
https://www.yukemurinosato.com/sengawa/
20代に久我山に住んでいたころ、毎晩片道4kmの道を走って通っていました。感傷的な理由ではありますが、私のサウナライフの原点というべき場所なので、ナンバーワンです。

2、磊の温泉 六本木 VIVI（東京都・六本木／閉店）
六本木ヒルズで講義を持っていた際の常宿。蒸し風呂と岩盤浴の中間みたいな北海道二股温泉石を敷き詰めた温度44℃、湿度80%の部屋に身を横たえると、驚くほど発汗できました。ロアビルの取り壊し決定に伴い、残念ながら2018年8月に閉業してしまったのですが……。

3、灘温泉 六甲道店（兵庫県・神戸市）
http://www.nadaonsen.jp/rokko_index.html
芦屋に住んでいた30代前半、毎日のように通っていました。サウナそのものは普通ですが、水風呂がすばらしく、六甲山の伏流水が常時湧き出ていて、なんとも気持ちいい。さらに特筆すべきは、かけ流しの源泉。2人しか入れない小さなサイズですが、加温していない25℃の源泉が常時注ぎ込み、サウナ→水風呂→源泉で、完全に“法悦状態”に入ります。

第6章

サウナドクターに聞くQ＆A

01

サウナに入ってはいけない人、場合は？

家族や友人とサウナを楽しみたい人も多いと思いますが、サウナは過酷な環境だからこそ効果が高い、言うなれば荒療治です。左に該当する人はリスクが高いため、決して無理をしないようにしてください。

□心臓血管系の疾患がある人（高血圧、狭心症、不整脈、動脈瘤、脳梗塞など）
□透析中の人（脱水を起こしやすい）
□子供（10歳以下）
□妊婦（特に妊娠初期と後期）
□感染症を持っている人
□泥酔、あるいは二日酔いの人
□アレルギーがある人（アロマを使うロウリュの場合、要確認）

□鉄欠乏性貧血（倒れてしまわないように鉄分を補給して入ればOK）
□風邪を引いている人

第3章で、サウナは心臓血管系の疾患のリスクを下げると話しましたが、あくまで健康な人が予防のために入る場合です。すでに疾患がある人は必ずかかりつけの医師に相談するようにしてください。また、右の項目に当てはまらなくても、持病があって通院している人、何らかの自覚症状がある人も医師に相談してください。

子供はサウナの環境に適応できない

フィンランドのトゥルク大学の研究によると、対象者（2～40歳、81人）がフィンランド式サウナに入った場合、5歳以下では、1回拍出量（心臓が1回の拍出で送り出せる血液量）の低下がみられたそうです。また、本来はサウナに入ると上がるはずの心拍出量（1回拍出量×心拍数）が上昇しませんでした。また、10歳以下では、血圧が、上も下も共に低下しました。**これは、自律神経系がまだ確立されていないため、サウナの環境に適応できないことを示唆しています。**[※40]なお、この実験で用いられたサウナは、70度で相対湿度は20％のフィンランド式サウナです。サウナ10分→室温10分という流れで行われたため、水風呂は考慮されていません。

しかし、結論としては、5歳以下はNG。6～10歳は、低血圧を来す恐れがあるため、もしどうしても利用したい場合は、低温サウナやサウナ室の下段を利用する、長時間入らないなど、大人がきちんと監督する必要があります。

また、アレルギーがある方で、ロウリュにアロマを使う施設の場合は、どのようなアロマが使われているかをチェックすることも大切です。

風邪の時に入ると悪化する

風邪を引いている場合も、入らないほうがいいです。

「風邪のウィルスは熱に弱いからサウナに入ると治りそう」

「汗を大量にかくから、スッキリしそう」

「サウナの蒸気が喉によさそう」

いろいろな希望的観測があるとは思いますが、風邪の時にサウナに入ると、むしろ悪化します。

まず風邪によって温度のセンサーが狂っているため、過剰に熱くてもわからないので危険です。

また、風邪を治すために働くリンパ球は37度程度で活動が活発になるので、布団に入るだけで十分です。

「汗を大量にかくから、スッキリしそう」というのも、気持ちはわかりますが、誤りです。むしろ脱水が進み、危険です。

スチームサウナなど、湿度が高いサウナに入れば、たしかに喉にはいいかもしれません。しかし、だからと言って風邪が治るわけではなく、周りの人を感染させるだけです。

私自身、風邪を引いている時に実験のため、誰もいないところで6セットくらい入ったことがありますが、悪化しました。風邪を引いている時は、サウナに入るのはやめましょう。

最初に挙げた項目に該当しない場合も、自分の体調を確認して、調子が悪いと思ったら時には、入らないという判断を下すことも大切です。また、いつもと違うことをする時は慎重に。「まぁ、大丈夫だろう」とタカをくくらず、脈を測定するなどして、自分の体を客観的にチェックしましょう。

02

血圧が高いがサウナに入りたい

160㎜Hgを超えるような高血圧や、血管系の疾患がある人は危険なため、サウナに入るのはNGです。

それでもサウナに似た感覚を味わいたいなら、和温療法を試してみてください。

和温療法というのは、1989年に慢性心不全に対する温熱療法として開発されたもので、簡単に言うと、マイルドなサウナのようなものです。室内を均等の60℃に設定した遠赤外線乾式サウナ治療室で全身を15分間温めて、サウナ出浴後さらに30分間の安静保温をし、最後に発汗に見合う水分を補給します。「和温療法」で検索すると、治療を受けられる病院名がわかります。

150㎜Hg台以下の人は徐々に体を慣らして

150㎜Hg台以下だったとしても、薬を飲んでいる人や、動悸などの症状が出ている人はまずはかかりつけ医に相談しましょう。

それでサウナに入ってもよいということであれば、**極端な温度変化を体に与えるのではなく、徐々に慣らしていくのがよいでしょう。**

具体的には、

①低温サウナ（スチームやミストなど）に入り、短時間で出る

②ぬるい水シャワーを浴びる

③たっぷり外気浴をして体を落ち着ける

慣れてきたら、②の後に水風呂を追加しましょう。ただし、いきなりドボンとつかるのは禁忌です。大きく息を吐き、「気持ちいい～」と言いながら、ゆっくりつかってください。そして、最初は数秒から始め、慣れてきたら1分程度まで時間を延ばします。はじめから「ととのい」を求めて危険な入り方をせず、気長に安全に楽しみましょう。

03

サウナ初心者なので基本的なマナーを知りたい

あまり、あれがダメ、これがダメと言うのは好きではありませんが、知ることで安心して楽しめるという人もいるでしょう。そこで、私が心がけているマナーを紹介します。

□サウナ室に入る前に髪や体を洗う（身を清める）
□サウナ室に持ち込むタオルの水気をしぼる（サウナ室をビショビショにしない）
□サウナ室で汗を飛ばさない
□ロウリュをする場合は、「ロウリュをしてもいいですか？」と一声かける
□サウナ室の中で、大声でしゃべらない
□水風呂に入る前に汗を流す（なるべく水しぶきが飛ばないように、しゃがんで静かに）
□水風呂に入る前に汗を流す水は、水風呂のものを使わないでシャワーを使う
□水風呂内は、静かに移動する（周囲の人の羽衣をとらないように）

□ととのいイスは、使い終わったらかけ湯をする（清潔に保つ）

「サウナ室で汗を飛ばさない」というのは当然ですが、自分がされたとしても怒らないようにしています。たしかに、飛んでくるとイライラしますが、そこで怒りをぶちまけて心が乱れた場合、損をするのは自分です。「まぁいっか」と軽く流しましょう。

「水風呂に入る前に汗を流す水は、水風呂のものは使わない」というのは、マナーというよりも施設への気遣いです。

実は、サウナで一番お金がかかっているのは水風呂です。水風呂を冷やすチラーと呼ばれる装置が高額だからです。そのため、水風呂を冷却せずに水道水をそのまま使っている施設も多くあります。そんななか、チラーを設置してくれている施設に対しては、「ありがとう」の気持ちを込めて、水風呂の水は使いません。水風呂の水を使うと、せっかく冷やした水が減ってしまうからです。

サウナ利用者に対しても施設に対しても謙虚でいることが、結局マナーを守ることにつながるのだと思います。

04

毎日通うと出費が気になる

サウナは健康効果が高いし、パフォーマンスも上がるので毎日入るのがおすすめですが、毎日となると「意外とお金がかかるなぁ」と気になるかもしれません。

たしかに、ちょっといいサウナだと3000円程度します。しかし、アメリカだと7000円くらいするのもあり、日本より高額です。実は、日本は相対的にサウナが安い、サウナ天国なのです。

なぜ、日本はサウナ天国たりえるのかと言うと、元々、銭湯文化があったからです。インフラとして銭湯＋サウナが根付いているから、安い。銭湯についているサウナであれば、銭湯料金（東京都だと470円）＋サウナ料金（500円程度が多い）の1000円前後で利用できる施設も多くあります。

銭湯サウナに通って銭湯業界を元気に

しかし、この裏には「だからこそ値上げできない」という、銭湯業界の辛い実情もあります。銭湯といえば、「気軽に行ける近所の大浴場」というイメージがあります。安くて当たり前という印象があるため、一部の健康ランドなどを除く、普通の銭湯はなかなか値上げできません。

かつて、銭湯業界は1兆円ぐらいの売り上げがありましたが、ここ10年で急速に落ち、8000億円くらいまで縮小しています。

そのため、お金がないから、改装したくてもできないところがほとんどです。たとえば、湿度が高いウェットサウナにしたいけど、資金が足りない。でも、お客さんを満足させないといけないから、ヒーターの温度を上げる。日本に超高温のドライサウナが多い理由には、そのような背景もあります。

だから、近所には「まぁまぁ」な銭湯サウナしかないかもしれないけど、**これほど健康効果や仕事のパフォーマンス向上につながるサウナをリーズナブルな料金で利用できるのに利用しないのは、非常にもったいないこと**。日本のサウナは十分安いし、数も多いのだから、毎日通えるだけの環境は整っているはず。

ぜひ、近所の銭湯サウナを最大限利用してください。

05 暑い季節はどうやって入ればいい？

これまで説明してきた通り、サウナの神髄は外気浴にあります。外気浴で「気持ちいい」となるから、ととのうわけです。

そのため、暑い夏はサウナの後に外気浴をしても暑いままで気持ちよくないのではと思うかもしれません。安心してください。暑い夏に適した入り方も、実験を通して確認済みです。

前述の、沖縄でのコロナビールのイベントで、砂浜でライブを楽しみながら、アウトドアサウナに入るという企画をＴＴＮＥのサウナ仲間とともに計画した時に、夏のサウナの入り方を確かめました。ただ、私は残念ながら予定が合わず参加できなかったので、参加者たちの声を元に紹介します。

まず、本来はサウナに入って「はー、あったかくて気持ちいい！」と感じると、一瞬副交感神経が上がります。しかし、夏はもともと暑いのでサウナ室に入っても心地よく感じられず、副交感神経が上がりません。すると、後半に交感神経が優位になったとき、エンドルフィンが出なくなってしまうため、この企画ではステップを次のように入れ替えました。水風呂に入ってから、サウナに入るという流れです。ただ、10〜20度の水風呂だと刺激が強そうなので、競泳用のプールの、水温25度くらいのものを用意しました。そして、ちょっと体が冷えたところでサウナ室へ。その後は、17度程度まで冷やした正規の水風呂に入り、クーラーの効いた部屋で外気浴代わりに休憩をしてもらいました。すると、「気持ちがよかった」「外に出たら別世界だった」「地球に愛撫されたみたい」などの感想が寄せられました。**サウナの原理原則がわかっていれば、いくらでも応用がききます。**みなさんが、夏に実行する場合のポイントをまとめておくので、夏もサウナを楽しんでください。

夏でもととのう「逆サウナ」

①水シャワーで体をクールダウン（いきなり水風呂でもよい）
②サウナ室で体を温める
③水風呂で体を冷やす
④脱衣所の扇風機前でリラックス（外気浴代わり）

06

最近、ととのわなくなった気がする

サウナに通い慣れてくると、過酷な環境に体が適応してしまい、交感神経が活性化しにくくなることがあります。すると、結果的に「ととのい」が不十分になります。私はこれを「ととのイップス」と呼んでいます。

解決の糸口は、いかにして交感神経を活性化するかということ。

しかし、サウナ室にいる時間を延ばしたり、シングルと呼ばれる10度未満の水風呂に入ったりするような方法は、サウナ依存症を生む恐れがあるため望ましくありません。

そこでおすすめなのが、熱波（アウフグース）タイムを利用することです。

ロウリュ＋熱波によって体感温度が上昇することに加え、札幌ニコーリフレのように、「1、2、サウナー！」と、みんなで掛け声を上げて盛り上がることで、交感神経が活性化しやすくなります。

とはいえ、多くの銭湯サウナには熱波師はいないため、その場合は、P154で紹介している「マッサウジ」を試してみてください。軽く体を動かすことで交感神経が活性化します。

サウナ室でぼーっとできなくなったら、塩飴を舐める

本来は、サウナに入るとゴチャゴチャ考えられなくなるため、DMNの消費が抑えられて脳疲労が取れます。しかし、サウナに慣れてきて余裕が出てくると、あれこれ考えられるようになることがあります。

この場合、特に影響が大きいのが他の利用者の「サテラシー（サウナ・リテラシー）」です。他者の細かい動作が非常に気になってしまうのです。

たとえば、汗を手で拭ってグジュグジュいっている音、はぁはぁした息遣い、水風呂に乱暴に入ってきて羽衣を剥がしてくる不届き者……など。

とにかく色々な雑念が入ってしまい、脳疲労が取れません。

この対処法として使える裏技は、サウナ室で塩飴を舐めることです。

もちろん、サウナ室では飲食厳禁なので、絶対に汚したりゴミを散らかしたりして迷惑をかけてはいけません。必ず、サウナ施設の人に了承を取ってから行いましょう。

なぜ、これが有効なのかと言うと、**飴を舐めるという行為に没頭できるから**です。手持

ちぶさたの状態だと、人はなかなか無にはなれません。しかし、何か一つ、集中できることがあると、他のことが気にならなくなります。

飴は飴でも塩飴である理由は、汗が出ることで塩分不足に陥った体に、塩分を補給できるからです。

ちなみに、氷を用意してくれている施設もありますが、ずっと舐めていると深部体温が上がりづらくなるので注意が必要です。熱波タイムの前に食べるのがベストだと思います。

もし、塩飴をなめるのが難しい場合は、やはり「マッサウジ」が有効です。**一つの作業、自分の感覚に集中することで雑念を感じにくくなります。**

いずれにせよ、「ととのう」「ととのわない」と、ゴチャゴチャ考えるほど雑念が入り、余計ととのわなくなります。ですから、ここで紹介したこと以外にも、雑念を払う方法を個人個人で考えてトライしてみてください。そうやって、自分なりの入り方を追求するのも面白いですよ。

07

サウナ後におすすめの食事は？

サウナ後のご飯、いわゆる「サウナ飯」は、味覚が敏感になっているので格別においしいものです。

食べたいものを食べるのが一番ですが、健康効果が医学的に証明されているのは地中海料理です。

2013年に世界で最も権威のある医学雑誌『New England Journal Of Medicine』に掲載された情報によると、**地中海食は脳卒中、心筋梗塞、がん、糖尿病のリスクを減らす**ことが報告されています。地中海食に含まれる品目は、ナッツ類、オリーブオイル、魚、野菜、フルーツ等なので、メニューに地中海食がなくても、これらのものを積極的に食べるとよいでしょう（野菜の中でもじゃがいもは除く）。ただし、野菜や果物は、ジュースやピューレなど、加工されているものは避けるのがベターです。フルーツジュースは糖尿病のリスクを上げることが報告されています。[※41]

また、サウナ後はカロリーの吸収率が上がるため、肥満防止という観点から言うと、さっぱりしたもののもよいでしょう。私が気に入っているのは沖縄料理。香りが強く、少量でも満足感が得られます。

水中毒に注意！

サウナに入ると脱水状態になるので、水分を補給することは大切です。しかし、過剰に摂取すると水中毒になる恐れがあります。

水中毒というのは、水を大量に飲むことで血液が薄まり、体内の電解質のバランスが崩れることで起こる中毒症状のこと。頭痛や嘔吐、けいれんなどを起こすことがあります。日常生活でもなりえますが、サウナ後は特に、汗を大量にかいて塩分が失われているためリスクが高まります。

どれくらい飲むと危険かという明確な基準はありませんが、短時間に2～3リットル飲むのは危ないです。したがって、水分補給はサウナに入っている時からこまめに行うことが大事。サウナ後に大量に摂取するのではなく、コップ2～3杯程度の水を飲みましょう。

レモンサワーがうまい理由

お酒を飲むなら、レモンサワーや生ビール、フィンランドのサウナ後の定番「ロンケロ」が最高です。ロンケロは、ジンベースでグレープフルーツをミックスした炭酸のお酒です。私は、医学的観点からシチュエーション別に飲み分けています。

まず、**サウナ友達と一緒に楽しむ場合は、柑橘系のフレーバー（レモンサワーなど）がよいでしょう。**柑橘系の匂いは交感神経を刺激することが報告されています。※42 そのため、たとえばレモンサワーで乾杯した場合は、レモンのフレーバーに加え、炭酸、冷水が交感神経を活性化させると同時に、仲間たちとの時間が気持ちを盛り上げ、楽しい気持ちに拍車をかけてくれます。もしかすると、サウナの気持ちよい交感神経活性化の時間を追体験しているのではないかと思えるほどです。

一人でゆっくりとリラックスタイムを味わう場合は、ジャスミンティーやウィスキーなどがおすすめです。ジャスミンやラベンダー、ウィスキーなどの木の匂いは、副交感神経を活性化させることがわかっています。※43

08

本当のところ、精子に影響はないのか？

実は、私が友達と一緒にサウナに入っている時に、頻繁にきかれる質問がこれです。男性サウナー、あるいは男性サウナーのパートナーの方も、気になるのではないでしょうか？

サウナが精子に与える影響について調べた研究はいくつかあります。

オーストラリアのシドニー大学のグループが1984年に発表した研究では、ドライサウナ室（85度で相対湿度10％以下）に20分入った場合の精子への影響を調べたところ、精子数がサウナ後1週間に約2／3ほどに減少したとのこと。しかし、サウナ後約5週間で正常に戻り、10週間後には正常よりも増加しました。精子の形態異常も一部観察されたがサウナ後6週間で正常化したそうです。※44

また1998年のタイのグループの研究では、80〜90度のサウナに、30分、2週間毎日入った場合、精子の移動速度の低下がサウナ直後に見られたが、1週間で正常化し、精子数、量、形態異常、貫通力には異常が見られませんでした。※45

精子に影響を与える日常生活上の因子をサウナも含めもっと幅広く調べた研究では、一番影響があるのは「下着」であると判明しました。[※46] キツくない下着を穿くと、精子の形態異常が減ると報告されています。サウナは、というと、軽度の精子の形態異常が増えると報告されていますが、統計学的な有意差は出ていません。ちなみにこの論文では、他にも興味深い結果が出ており、

・携帯電話（スマホ）を長年使用していると精子の運動性が落ち、形態異常率が上がる。
・コーヒーを飲むと精子の運動性が上がる。
・余暇をきちんと取ると精子の濃度が上昇する。

などが判明しました。

以上の結果をまとめると、**サウナの精子への影響はまだはっきりせず、「もしかしたら形態異常につながるかもしれない」レベル**。ただ、はっきりしているのは、もし影響があったとしても、サウナに入らなければ元に戻るということ。また、他の生活上の因子のほうが影響が大きく複合的であるので、サウナを気にするよりも、携帯電話の使用を控え、コーヒーを飲み、余暇をきちんと取ってキツくない下着を穿くほうが重要だということです。

09

自宅にサウナを作りたい

自宅にサウナが欲しいと言っても、大規模な工事をするのは難しいと思うので、比較的簡単に設置できるサウナをいくつか紹介します。２１０ページのイラストと一緒にご覧ください。

【電話ボックス型】

これは、室内にも置けます。注意点は、床の耐荷重対策が必要なこと。あと、一般家庭で標準の１００Vだと60度程度までしか温度が上がりません。２００Vにすれば通常のサウナと同等の熱さになります。値段は１００万円前後。

【簡易式のフードサウナ】

簡易フードに入り、顔だけ出して入る方法です。中にイスを置いて、それに座って首から上を出します。大きく分けて、遠赤外線方式とスチーム方式があります。遠赤外線方式は、体の周囲や足元に熱源があって、物によっては70度くらいまで熱くなります。中はパネルなので、メンテナンスが楽です。スチーム方式は、フードにスチーマーをつけて内部に蒸気を入れて熱するものです。遠赤外線方式のものより熱くなりますが、蒸気でびしょびしょになるため、メンテナンスが面倒です。1～2万円から購入できます。

【テントサウナ】

断熱性の高いテントの中を薪ストーブで温め、サウナストーンを熱してロウリュをします。これがあると、河原でバーベキューをしながらサウナに入ったりするアウトドアサウナを楽しめます。ただし、換気が不可欠で足元が冷えやすい反面、ストーブから発せられる熱が強力で、ストーブに向いているところや近い部分が熱くなります。イスに足を乗せて、たまに体を回転させて全身を温めるのがおすすめです。10万円台から購入できます。

【サウナトレーラー】

普通自動車で牽引できるサウナトレーラー。中に薪式のサウナヒーターがあり、ロウリュも可能。牽引免許を持っていれば、どこでも楽しめるのがメリットです。300万円ほどと若干の工事費がかかります。

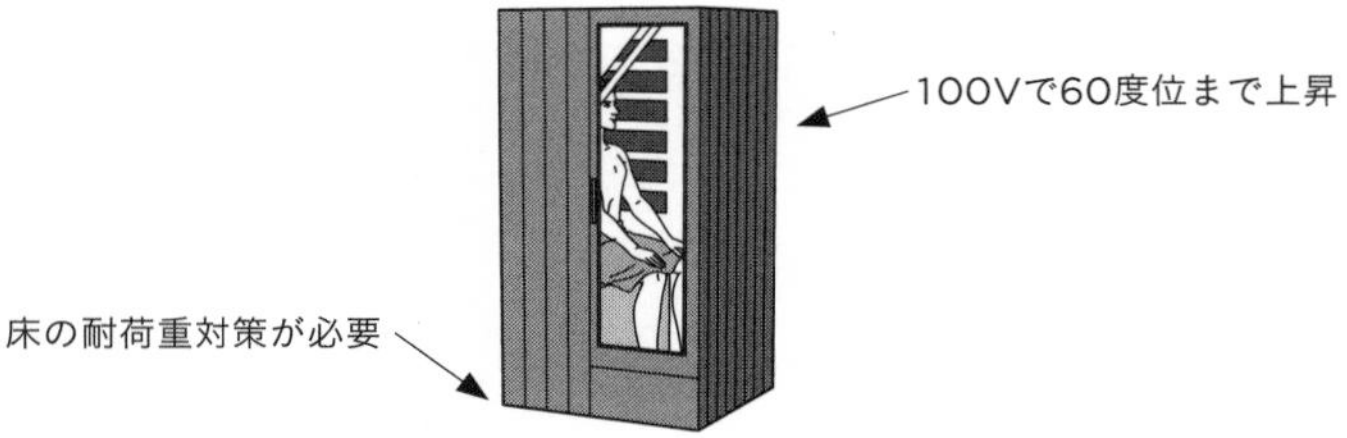

電話ボックス型サウナ

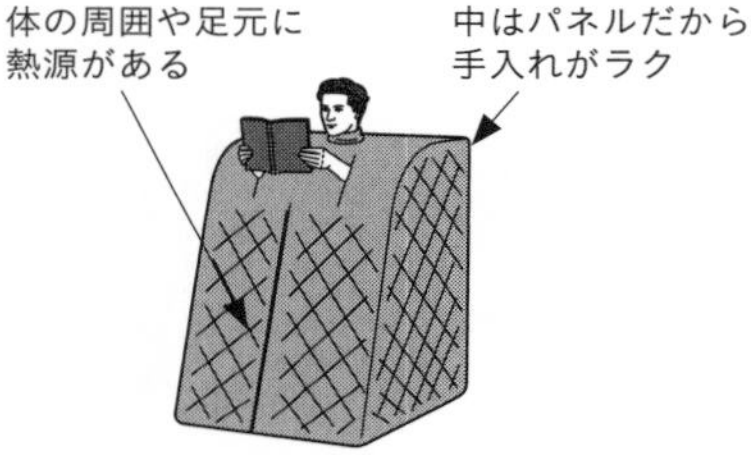
体の周囲や足元に
熱源がある
中はパネルだから
手入れがラク

遠赤外線サウナ

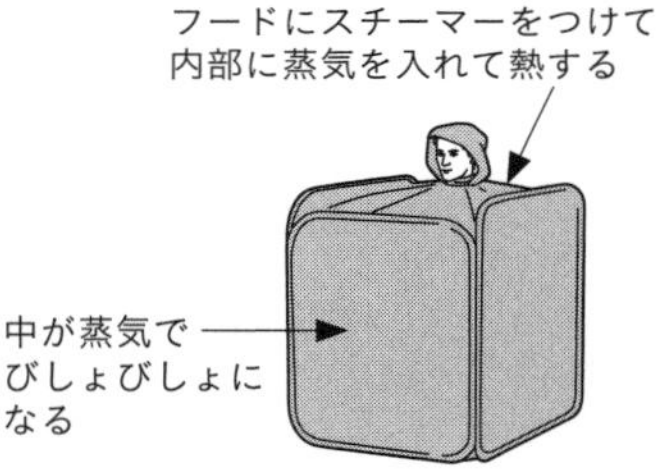

スチームサウナ

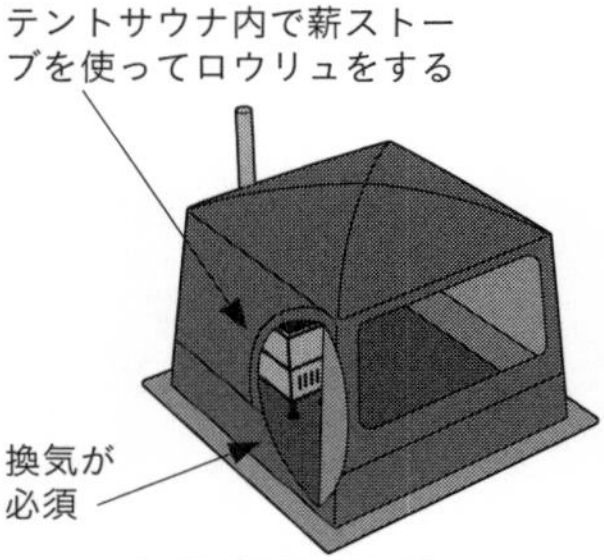

テントサウナ

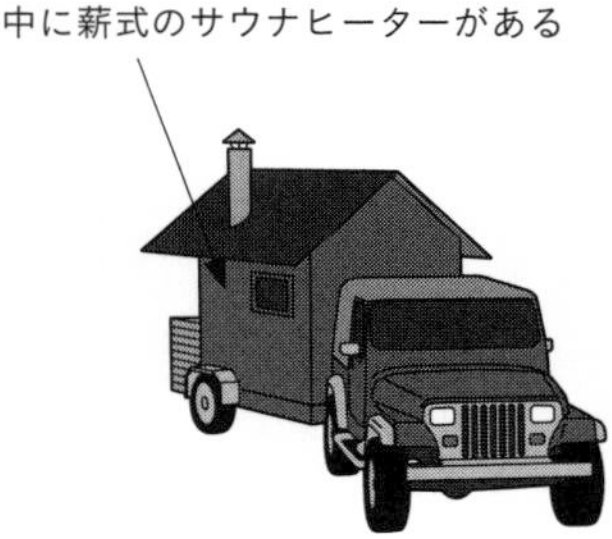
中に薪式のサウナヒーターがある

サウナトレーラー

エリート・サウナーに聞く！ 06

株式会社北海道ホテル 社長

林克彦（はやし・かつひこ）（44）

カナダ留学後、十勝毎日新聞社に入社し、主に観光グループ運営に携わる。帯広市内でレストラン2店舗、セグウェイガイドツアーなどを行う十勝千年の森の社長兼務。十勝ナチュラルチーズ、北海道ガーデン街道の両協議会会長も務める。サウナにハマり、自社の北海道ホテルのサウナをフィンランド式に改装するほどのサウナ好き。

サウナ嫌いが一転、サウナにハマる

実は、以前は、サウナも水風呂も嫌いだったのですが、2018年に立て続けにサウナを意識する出来事がありました。友人の紹介で台湾の大金持ちがプライベートジェットでとかち帯広空港に降り立ち、湖沿いに別荘を建てサウナをしたいと言ったことがひとつ。そして、札幌のプロサウナーでととのえ親方と呼ばれる松尾大さんと一緒に北海道ホテルの大浴場のサウナに入ったことでサウナ観が全く変わりました。

サウナ室でロウリュをすると息苦しくなく快適になるとか、水風呂に入りやすくなる方法などを知り、初めて「ととのう」体験をして、サウナが大好きになったのです。複数の会社を経営しているので、不安や心配事も多く、以前は寝ていても何度も起きてしまう事が多々ありましたが、サウナに行くようになってから、それが解消され熟睡できるようになり、翌日の仕事のパフォーマンスがかなり上がるようになりました。またサウナ好きの仲間が増え、違った角度での情報交換も増えたので、プラス思考がよりアップしました。

2019年には、日本全国から20人を超えるサウナーの方々とともにフィンランドのサウナだけをめぐるツアーに参加。サウナ聖地のルカやクーサモ、ヘルシンキの有名な数々のサウナを巡ってさらにハマり、自社のサウナをフィンランド式に改装するに至りました。

フィンランドを視察して、残念ながら、まだまだ日本では提供側が充分なサウナ環境を与える事ができていないと感じました。また、子供たちにニキビのような症状が少なく、美肌が多い事に気づき、実際にニキビがひどかった長男にサウナを試したら、見てすぐに分かるほど大幅に改善されたのは驚きでした。これもフィンランド式サウナの大きな特徴だと思います。

サウナ聖地のルカやクーサモでは、宿泊施設に囲まれた伝統的、近代的な２種類のサウナがあり、海外からも多くの観光客が健康やリラックスを目的にサウナツアーをする事を知りました。十勝も、フィンランドのサウナ聖地を見習って、観光振興を行っていきたいと思っています。

MY BEST SAUNA

サウナの壁が黒く炭化した板張りになっているところが好きです。さらに、湿度が70%を超える環境で、セルフロウリュできるのが理想。水風呂は塩素臭が少ないのが好みです。

1、森のスパリゾート 北海道ホテル（北海道・帯広市）
https://www.hokkaidohotel.co.jp/
手前味噌ですが、こだわりをつめこんだ自社サウナ。ストーン、壁、床のどこに水をかけてもよいようになってるので、上からも下からも横からも熱波を受けられる自称サンドイッチロウリュができ、汗をかくスピード、量もハンパない。また、モール温泉でロウリュできるので、お肌がスベスベになる。

2、ガーデンズキャビン札幌（北海道・札幌市）
https://www.gardenscabin.com/
札幌駅やすすきのからのアクセスがよい場所。こちらもセルフロウリュでき、水風呂も塩素臭がなくGOOD。露天風呂で外気浴はできないが、浴場内でも充分にととのえる。

3、観月苑（北海道・十勝川温泉）
https://www.kangetsuen.com/
サウナもよいですが、シングル（10度未満）近くキンキンに冷やされた地下水を使用した水風呂も素晴らしい。また鮭が遡上する十勝川を見ながら外気浴ができるのもいい。

おわりに

サウナがいかに心身をコンディショニングして、仕事のパフォーマンスを上げるか、理解していただけたでしょうか。

これだけパワフルな効果があるサウナは、今後ますます人気が高まっていくでしょう。しかし、サウナが文化として本格的に定着するためには、みんなが楽しく安全に入れることが不可欠です。

そのためには、こうして書籍等を通じて正しい情報を発信することに加え、安全性を高めるインフラの構築も必要です。ところが、現時点では、各サウナの温度や、倒れた人の有無、救急搬送者数など、安全性に関する情報の把握はほとんどできていないのが現状です。

だから今後、私が代表を務める「日本サウナ学会」(http://www.ja-sauna.jp)では、医学的有効性について科学的検証を行うだけではなく、日本全国のサウナ施設の統計をとって現状を把握し、様々な安全対策をとっていく予定です。また、シンプルに「しきじ(サウナーの聖地としてあがめられる静岡のサウナ）の水風呂はなぜ気持ちがいいのか？」など、サウナーが知りたい内容も研究していくので、どうぞ楽しみにしていてください。

そして、2020年3月7日（サウナの日）から、会員の募集もスタートします。会員資格は、サウナが好きなこと。それだけです。ぜひ一緒に、気になることを研究したり、情報をシェアしたりして、サウナの魅力を深めていきましょう。

さて、「はじめに」でも書いたように、私がサウナに通うようになってから、まだ1年半ほどしか経っていません。しかし、たったこれだけの間に、すっかりその魅力にハマって、研究に明け暮れ、日本サウナ学会の代表理事になり、たくさんのサウナ友達ができ、ついには本まで出版してしまいました。サウナがこれほど自分の人生に影響を与えるなんて、思いもよりませんでした。本当に、サウナってスゴイなぁと素直に思います。

少しでも多くの人が、「ととのい」を感じ、パフォーマンスを上げ、健康を増進し、活力ある毎日を送られることを願っています。

2020年2月　加藤容崇

全国おすすめサウナ

出張ついでに行きたい首都圏＆全国主要都市のおすすめサウナと、旅行で行きたいスペシャルなサウナを紹介します。詳細は各ＷＥＢページをご確認ください。

★出張で行きたい！★

出張先として多い首都圏・京阪神・札幌・仙台・名古屋・福岡のおすすめサウナをピックアップしました。出張の合間や終電を逃した時に最適です。ビジネスホテルやカプセルホテルに併設されていたり、仮眠室スペースがあるところも。

■東京都

【新橋】

▌オアシスサウナアスティル（男性のみ）
https://www.oasissauna.jp/
銀座周辺で終電に乗れなくなった時に最適！ドライサウナは自動ロウリュ装置があり、ミストサウナもある。水風呂も深い。

【上野】

▌サウナ＆カプセルホテル北欧（男性のみ）
https://www.saunahokuou.com/
新幹線での北方への出張の前泊に便利！露天風呂やジェット風呂も完備。サウナは１００度超え。外気浴スペースが特長で、都会の真ん中でビルからの風のダウンブローが心地よく昼サウナにもおすすめ！カプセルホテル併設。

【池袋】

▌タイムズ スパ・レスタ（男女）
http://www.timesspa-resta.jp/index.html
デートでも行けるスタイリッシュなサウナ。オートロウリュやアウフグースイベントも。

▌かるまる（男性のみ） https://karumaru.jp/ikebukuro/
２０１９年12月オープン。４種のサウナと水風呂、５種のお風呂など、サウナ王太田広氏によるこだわりが満載。ヘビーなサウナーもビギナーも楽しめる。カプセルと普通のホテルが併設。

【新宿】

▌新宿天然温泉 テルマー湯（男女） http://thermae-yu.jp/
新宿での高速バス待ちや、終電を逃した時に最適。２種のサウナの他、天然温泉や高濃度炭酸浴も。水風呂は深いがサウナの広さのわりに狭いのが残念。

▌ＲＵＢＹ ＰＡＬＡＣＥ（女性のみ）
https://www.rubypalace.com
都内でも珍しい女性専用。ロウリュのできるサウナやよもぎスチームサウナなど４種類のサウナがある。

【赤坂】

▍SAUNA RESORT ORIENTAL（男性のみ）

https://sauna-oriental.com/

ビジネスホテルの中にあるサウナ＆ＳＰＡ施設。水風呂は2種類あり、シングルではないがかなり冷たい。サウナはドライ気味なので、熱波サービスとの併用がおすすめ。

【錦糸町】

▍サウナ&カプセル　ニューウイング（男性のみ）

http://spa.new-wing.com/

オートロウリュとセルフロウリュの2種のサウナがある。水風呂の隣に、名物の冷水プールがあり。外気浴はないが休憩椅子があり上から風を送ってくれる装置がついている。

【平和島】

▍天然温泉平和島（男女）　https://www.heiwajima-onsen.jp/

羽田に直通バスあり。成田にも羽田からの直通バスが出ているので、深夜・早朝発の航空便に乗る時の直前直後におすすめ。サウナの他、天然温泉、ナノ炭酸泉など数々のお風呂もあり。

■横浜市

▍スカイスパYOKOHAMA（男女）　https://www.skyspa.co.jp/

横浜駅直結。地上14階の絶景が、見晴らせる本格的サウナ。非常に細かい粒子の炭酸風呂が特徴。水風呂もキンキンに冷たく気持ちよい。コワーキングスペースもあり。カプセルホテルも併設。

▍横浜みなとみらい万葉倶楽部（男女）

https://www.manyo.co.jp/mm21/

パシフィコ横浜のすぐ近くにあり、学会やイベントでの利用にも便利。男女それぞれに3つのサウナがありお風呂からの眺めも素晴らしい。カプセルタイプと普通の客室タイプの宿泊施設併設。

■浦安市

▍スパ&ホテル　舞浜ユーラシア（男女）

http://www.my-spa.jp/

ホテルの中のスパ施設。男湯・女湯ともに7種類の風呂と3種類のサウナがあり。スパだけ利用も可、スパ内の休憩室での仮眠も可。

■大宮市

▍おふろcafé utatane（男女）　https://ofurocafe-utatane.com/

サウナ＆お風呂に、コワーキングスペースやカフェ、プチホテルも併設されたおしゃれ施設。女性にもおすすめ。埼玉を中心に数店舗を展開してるチェーンだが、基本をきちっと抑えている印象。

■札幌市・新千歳空港

新千歳空港温泉(男女)

http://www.new-chitose-airport-onsen.com/

空港内にあるサウナ。飛行機を見ながらととのえられるのは、日本で沖縄とここだけ。泊まれる個室もある。

GARDENS　CABIN(男女)

https://www.gardenscabin.com/

ビジネスホテルの中にあるサウナ＆ＳＰＡ施設。超中心地にある上に、セルフロウリュができる本格サウナなのに、リーズナブルな価格。宿泊は、普通の部屋とカプセルが選べる。

ニコーリフレ(男性のみ)　http://www.nikoh.info/

独特の盛り上がりを見せる「熱波(アウフグース)タイム」が人気のサウナ。熱波の前には優しさ(氷)をくれる。カプセルホテル併設。

■ 仙台市

サウナ＆カプセル　キュア国分町(男性のみ)

https://cure-kokubuncho.jp/pc/index.php

仙台の歓楽街・国分町に近い。サウナは2種あり、アウフグースサービスも受けられる。カプセルホテル併設。

汗蒸幕のゆ(男女)　https://hanjunmakunoyu.jp/

汗蒸幕(韓国式サウナ)以外にも2つのサウナがあり、外気浴スペースも広い。館内のレストランでは韓国料理も。

■ 名古屋市

サウナ＆カプセルホテル　ウェルビー栄店(男性のみ)

https://www.wellbe.co.jp/sakae/

3種類のサウナ、2種類の水風呂、コールドルームなど多彩な楽しみ方ができる。ヴィヒタを使える貴重なサウナでもある。カプセルホテル併設。

Sauna　Lab(男女)　http://saunalab.jp/

フィンランドがテーマのおしゃれサウナ。「ラボ」の名前通り実験的に新しいことを行う。ワークスペースやキッズスペースも。

カプセル＆サウナ フジ 栄(男性のみ)　https://fto.co.jp

名物のプールのような超音波流水バス他、複数のお風呂と、2種のサウナがあり。カプセルホテル併設。

リラクゼーション・スパ　アペゼ(男女)　http://apz-spa.com

男女ともにロウリュのあるサウナと、男性はミストサウナ、女性は塩サウナがある。カプセルホテル併設。専用フロアがあるので女性も安心。

■ 大阪市

サウナ＆カプセル　アムザ(男性のみ)

https://www.daitoyo.co.jp/spa/amza/

3種類のサウナと2種の水風呂＆ぬるめのプールあり。水風呂が苦手な人用に冷気シャワー室もある。アウフグースイベントもあり。カプセルホテル併設。

サウナ&スパカプセルホテル大東洋（男性のみ）

https://www.daitoyo.co.jp/spa/mens/

大阪を代表する有名サウナ。3種のサウナと4種類の温度の水風呂があり、外気浴もできる。カプセルホテル併設。

大東洋レディス・スパ（女性のみ）

https://www.daitoyo.co.jp/spa/ladies/

大東洋の地下に位置する女性専用エリア。3種のサウナと2種類の水風呂があり、仮眠できる個室ブースも。

スパ・トリニテ（男女）

https://www.hotelmonterey.co.jp/lasoeur_osaka/spa/

ホテルモントレラ・スール大阪の16Fにある上質なスパ。ビジター利用も可。大阪の街を一望できる。

■京都市

サウナルーマプラザ（男性のみ）

https://www.rumor-plaza.jp/

祇園のど真ん中にある京都を代表するサウナ。外気浴スペースにはフラットになる休憩椅子がある。屋上露天風呂からは東山も眺められる。カプセルホテルあり。

白山湯（高辻店）（男女）

http://www.eonet.ne.jp/~hakusanyu/Ttop.htm

四条と五条の間にある昔ながらの銭湯に併設されたサウナ。天然地下水の水風呂の水深が深いのもいい。

■神戸市

神戸サウナ&スパ（男）、神戸レディススパ（女）

http://www.kobe-sauna.co.jp/

ドライサウナ、フィンランドサウナ（セルフロウリュ）、塩サウナと多彩。外気浴スペースもあり神戸の風を堪能できる。3Fが女性専用のレディススパになっており男女ともカプセルホテル併設。

神戸クアハウス（男女）

https://kobe-kua-house.com/

高温と中温の2種のサウナと2つの天然温泉。水風呂は名水100選に選ばれた神戸ウォーター100%。カプセルホテル併設。

神戸ハーバーランド温泉　万葉倶楽部（男女）

https://www.manyo.co.jp/kobe/

天然温泉と炭酸泉、2つのサウナがあり。最上階の「展望足湯庭園」からは神戸の夜景を眺められる。和室からリクライニングチェア付き個室ブースまで多種の宿泊施設が併設。

■福岡市

サウナ&カプセルホテル　ウェルビー福岡店（男性のみ）

http://www.wellbe.co.jp/fukuoka/

木の宝石と呼ばれるフィンランドのケロ材を用いたサウナ。ひとり用の蒸し風呂「からふろ」もある。2種の水風呂の他、氷点下25度のアイスサウナも。カプセルホテル併設。

■ホテルキャビナス福岡（男性のみ）　http://cabinas.jp

博多駅1分の好ロケーション。高温・低温の2種のサウナと複数のお風呂があり、博多駅を見下ろせる露天風呂も。個室タイプからカプセルタイプまで様々な宿泊施設が併設。

■インスパ福岡（男女）　http://www.inspa-fukuoka.com

お風呂と岩盤浴、男性用にはドライサウナ、女性用にはミストサウナがあり。同じビル内にホットヨガもあり体験も可。

■サウナ付きビジネスホテルチェーン

どうせ泊まるなら、サウナ完備のビジネスホテルが一石二鳥。基本的には宿泊者のみしか使えない施設が多いが店舗によってはビジター利用もOKなところもある。

■ドーミーイン　https://www.hotespa.net/dormyinn/

大浴場やサウナが完備したホテルチェーン。全国に80ヶ所以上、主要都市をカバーしている。（数店舗のみサウナがないので確認を）

■カンデオホテルズ　https://www.candeohotels.com/

ビジネスホテルとシティホテルの間をいくような、ゴージャスなビジネスホテル。ほぼすべてのホテルの最上階に大浴場とサウナがある。（一部ない店舗もあるので確認を）

★旅行で行きたい！★

そこでしかできない体験ができる、泊まりで訪れたいデスティネーションサウナをご紹介。

■吹上温泉保養センター白銀荘（北海道・富良野）

http://www.navi-kita.net/shisetsu/hakugin/

サウナ後に水風呂の代わりに雪にダイブできることから、サウナーの間で「北の聖地」と呼ばれる。総ひば作りのサウナは香りが心地よい。日帰り入浴可。

■ログホテル　メープルロッジ（北海道・岩見沢）

https://www.maplelodge.or.jp/

露天風呂のスペースにセルフロウリュができるサウナ小屋があり、水風呂は冷鉱泉の源泉掛け流し。日帰り入浴可。

■森のスパリゾート 北海道ホテル（北海道・帯広）

https://www.hokkaidohotel.co.jp/

通常のセルフロウリュの他、モール温泉をかけてお肌に優しい蒸気を出すモーリュ、白樺の壁にロウリュして香りのよい蒸気を出すウォーリュなどができる。水風呂は札内川の伏流水。日帰り入浴可。

■ゲストハウスＬＡＭＰザ・サウナ（長野県・野尻湖）

https://lamp-guesthouse.com/sauna/

ゲストハウスＬＡＭＰ野尻湖が野外に構えるログハウス風の

アウトドアサウナ。水着着用で男女で利用できる。水風呂は川から水を引いた樽のお風呂。あるいは野尻湖を天然の水風呂として利用しても。外気浴も最高。日帰り入浴可。

▍おちあいろう（静岡県・伊豆）　https://www.ochiairo.co.jp/ja-jp
16室しか客室がなくそのすべてが有形文化財に指定されている宿。茶室風のサウナ室が珍しく、ガラス張りで目の前に広がる森と川を眺められる。宿泊客のみ利用可。

▍御船山楽園ホテル（佐賀県・武雄）
https://www.mifuneyama.co.jp/
２０１９年の「サウナシュラン」でグランプリに輝いた日本一のサウナ。暗めのメディテーションサウナがとにかくおしゃれ。現在はドライサウナは男性のみで女性はミストサウナのみ。宿泊客のみ利用可。

▍ＪＲ九州ホテル　ＣＩＴＹＳＰＡてんくう（大分県・大分）
http://www.cityspatenku.jp/
大分駅直結のホテル内の温泉＆サウナ。露天風呂や外気浴スペースから大分市内を一望できる。男女一緒に利用できるヒーリングゾーンも。日帰り入浴可。

▍琉球温泉　瀬長島ホテル　龍神の湯（沖縄県・那覇）
https://www.hotelwbf.com/senaga/
那覇空港から15分という好アクセスなリゾートホテル内にある温泉＆サウナ。県内唯一のアウフグースサービスのあるサウナ。日帰り入浴可。

■番外編

ホテルはないけれども、東京からのショートトリップに最適なサウナ。

▍エノスパ（神奈川県・江ノ島）　http://www.enospa.jp
江ノ島の海岸線に立つ絶景スパ。男女一緒に水着で入れるサウナもある。宿泊施設はないが近隣の提携ホテルにセット料金で泊まることが可能。

▍箱根湯寮（神奈川県・箱根）　https://www.hakoneyuryo.jp/
大浴場の他、貸し切り個室露天風呂もあり。サウナではアウフグースのサービスも。外気浴スペースがとても気持ち良い。宿泊施設はなし。アスレチックが近くにあるので子連れでも楽しめる。

▍サウナしきじ（静岡県・静岡市）　http://saunashikiji.jp/
全国のサウナーが憧れる超有名サウナ。天然水を使った水風呂の肌ざわりは別格。観光地でもなく、ホテルもついてないが、このためだけに訪れる価値ありの、まさにデスティネーションサウナ。

＊掲載の情報は、２０２０年2月時点でのものです。

参考文献

※1　Alterations in Brain Structure and Amplitude of Low-frequency after 8 weeks of Mindfulness Meditation Training in Meditation-Naïve Subjects, Scientific Reoport, 2019

※2　Default-mode brain dysfunction in mental disorders: A systematic review, Neuroscience and Biobehavioral Reviews. 2009

※3　Alpha frequency, cognitive load and memory performance, BRAIN TOPOGRAPHY, 1993

※4　http://www.nmt.ne.jp/~shichijo/FM/FM1.html

※5　A hot topic for health: Results of the Global Sauna Survey, Complementary Therapies in Medicine, 2019

※6　Regular thermal therapy may promote insulin sensitivity while boosting expression of endothelial nitric oxide synthase – Effects comparable to those of exercise training, Medical Hypotheses, 2009

※7　A hot topic for health:Results of the Global Sauna Survey, Complementary Therapies in Medicine, 2019

※8　The Consideration Of Melatonin Concentration and Subjective Evaluation, Journal of Physiotherapy & Physical Rehabilitation, 2016

※9　Cardiovascular and other Health Benefits of Sauna Bathing: A Review of the Evidence, Mayo Clinic Proceedings, 2018

※10　Heat Transfer Analysis of the Human Eye During Exposure to Sauna Therapy, Numerical Heat Transfer, 2015

※11　Health effects and risks of sauna bathing, Int J Circumpol Heal, 2012

※12　Physiological functions of the effects of the different bathing method on recovery from local muscle fatigue, Journal of Physiological Anthropology, 2012

※13　Effects of Sauna and Glucose Intake on TSH and Thyroid Hormone Levels in Plasma of Euthyroid Subjects, METABOLISM, 1987

※14　The undoing effect of positive emotions,Motivation and Emotion,2000

※15　Comparison of physiological reactions and physiological strain in healthy men under heat stress in dry and steam heat saunas,Biology of Sports,2014

※16　The blood pressure and heart rate during sauna bath correspond to cardiacresponses during submaximal dynamic exercise, Complementary Therapies in Medicine, 2019

※17　The Undoing Effect of Positive Emotions, Motivation And Emotion, 2000

※18　TRPA1 is a component of the nociceptive response to CO_2. Journal of Neuroscience, 2010

※19　炭酸水による口腔内への刺激が深部・末梢体温に及ぼす作用 -Sham-feeding(偽飲) による口腔内刺激を用いた評価. 日本栄養・食糧学会誌, 2014

※20　Half-lives of Peptides and Amines in the Circulation, Nature, 1967

※21　Sex differences in endocrine response to hyperthermia in sauna, Acta Physiologica Scandinavica, 1994

※22　Recovery from sauna bathing favorably modulates cardiac autonomicnervous system, Complementary Therapies in Medicine, 2019)

※23　Meditation experience is associated with differences in default mode network activity and connectivity, PNAS, 2011

※24　全身浴 と部分浴における生理心理反応と加齢の 影響, 人間-生活環境系シンポジウム報告集, 2014

※25　壮年期健常女性における岩盤浴と温泉浴が脈波伝播速度に及ぼす影響, 日本衛生学会誌, 2014)

※26　https://www.youko-itoh-hsp.com/hspとは/hsp入浴法/

※27　The time-profile of the PBMC HSP70 response to in vitro heat shock appears temperature-dependent, Amino Acids, 2007

※28　Cardiovascular and Other Health Benefits of Sauna Bathing: A Review of the Evidence, Mayo Clinic Proceedings, 2018

※29　Sauna Bathing and Risk of Psychotic Disorders:A prospective Cohort Study,-Medeical Principles and practice,2018

※30　Sauna exposure leads to improved arterial compliance: Findings from a non-randomised experimental study, European Journal of Preventive Caerdiology, 2017

※31　Pulse Pressure in Relation to Tau-Mediated Neurodegeneration, Cerebral Amyloidosis, and Progression to Dementia in Very Old Adults, JAMA Nerurology, 2015

※32　Sleep drives metabolite clearance from the adult brain,Science,2013

※33　Coupled electrophysiological, hemodynamic,and cerebrospinal fluid oscillation in human sleep.Science,2019

※34　Repeated Thermal Therapy Diminishes Appetite Loss and Subjective Complaints in Mildly Depressed Patients, Psychosomatic Medicine, 2005

※35　Regular Sauna Bathing and the Incidence of Common Colds, Annals of Medicine, 1990

※36　Neuroendocrine response during stress with relation to gender differences, Acta Neurobiologiae Experimentalis, 1996

※37　Benefits and Risks of Sauna Bathing, The American Journal of Medicine, 2001

※38　Physiological significance of 3-h bright and dim light exposure prior to taking a bath for core and forehead skin temperatures and heart rate during 1-h bathing of 38.5°C, Journal of Thermal Biology, 1998

※39　The Consideration Of Melatonin Concentration and Subjective Evaluation in the Various Bathing Methods, Journal of Physiotherapy & Physical Rehabilitation, 2016

※40　Children in sauna: cardiovascular adjustment, Pediatrics, 1990

※41　Consumption of sugar sweetened beverages, artificially sweetened beverages, and fruit juice and incidence of type 2 diabetes: systematic review, meta-analysis, and estimation of population attributable fraction. BMJ, 2015

※42　香りが自律神経系に及ぼす影響. 日本看護研究学会雑誌, 2000

※43　Beneficial effects of fragrances in beverages on human health. Nutrition, (2012

※44　The Effect of a single Sauna Exposure on Spermatoza, Archives of Andrology, 1984

※45　Effects of sauna on sperm movement characteristics of normal men measured by computer-assisted sperm analysis, international Journal of Andrology, 1998

※46　Lifestyle and semen quality: role of modifiable factors, Systems Biology in Reproductive Medicine, 2014

[著者]
加藤容崇（かとう・やすたか）
慶應義塾大学医学部腫瘍センター特任助教・日本サウナ学会代表理事（通称サウナ教授）。群馬県富岡市出身。北海道大学医学部医学科を経て、同大学院（病理学分野専攻）で医学博士号取得(テーマは脳腫瘍)。北海道大学医学部特任助教として勤務したのち渡米。ハーバード大学医学部附属病院腫瘍センターにてすい臓がん研究に従事。帰国後、慶應義塾大学医学部腫瘍センターや北斗病院など複数の病院に勤務。専門はすい臓がんを中心にしたがん全般と神経変性疾患の病理診断。
病理学、生理学にも詳しく、人間が健康で幸せに生きるためには、健康習慣による「予防」が最高の手段だと気づき、サウナをはじめとする世界中の健康習慣を最新の科学で解析することを第二の専門としている。サウナを科学し発信していく団体「日本サウナ学会」を友人医師、サウナ仲間と作り、代表理事として活動中。本書が初めての著書となる。

医者が教えるサウナの教科書
——ビジネスエリートはなぜ脳と体をサウナでととのえるのか？

2020年3月4日　第1刷発行
2024年9月20日　第10刷発行

著　者——加藤容崇
発行所——ダイヤモンド社
〒150-8409　東京都渋谷区神宮前6-12-17
https://www.diamond.co.jp/
電話／03･5778･7233（編集）　03･5778･7240（販売）

ブックデザイン—山之口正和(OKIKATA)
イラスト——内山弘隆
カバー・帯著者写真—難波雄史
カバーサウナ写真—©Spaces Images/Blendimages/amanaimages
校正————NA Lab.、シーモア
DTP————エヴリ・シンク
編集協力——森本裕美
製作進行——ダイヤモンド・グラフィック社
印刷————堀内印刷所(本文)・新藤慶昌堂(カバー)
製本————ブックアート
編集担当——井上敬子

ISBN 978-4-478-11031-7